Kliniktaschenbücher

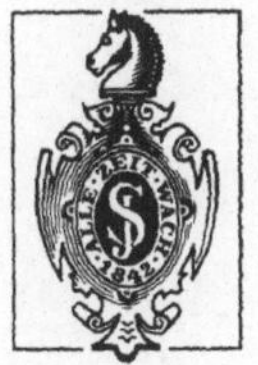

Hubert Mörl

Arterielle Verschlußkrankheit der Beine

Geleitwort von G. Schettler

Mit 38 Abbildungen

Springer-Verlag
Berlin Heidelberg New York 1979

Professor Dr. med. habil. Hubert Mörl
Leitender Oberarzt an der Medizinischen Klinik
(Ludolf-Krehl-Klinik)
der Ruprecht-Karl-Universität Heidelberg
(Direktor: Prof. Dr. Dr. h. c. mult. G. Schettler)
Bergheimer Straße 58, 6900 Heidelberg

ISBN-13:978-3-540-09315-2   e-ISBN-13:978-3-642-69274-3
DOI: 10.1007/978-3-642-69274-3

Geleitwort

Die Arteriosklerose ist die führende Krankheit in allen Industrieländern. Ihren verschiedenen Manifestationen sind ca. 50% aller Todesfälle zuzurechnen. Die durch Arteriosklerose gefährdeten Organe sind das Herz, das Gehirn, die Nieren, die Eingeweide und schließlich die Gliedmaßen. Manifeste und latente Verschlüsse der Beinarterien sind außerordentlich häufig. Insbesondere haben uns angiographische Serienuntersuchungen gezeigt, daß es ausgedehnte Arterienverschlüsse im Bereich der Beine geben kann, welche keine oder nur wenige Symptome verursachen. Die zahlreichen Kollateralen können Ausfälle lange Zeit verhindern. Erst wenn der kritische Gefäßquerschnitt aller die Beine versorgenden Arterien eingeengt ist, stellen sich Folgen für den Patienten ein. Das Schicksal eines Kranken mit Verschlüssen im Bereich der Beinarterien ist weniger von den ortsständigen Veränderungen bestimmt als vielmehr durch arteriosklerotische Durchblutungsstörungen im Bereich des Herzens und des Gehirns. Herzinfarkt und Hirninfarkt stellen daher häufig die zum Tode führenden Grundkrankheiten des Arteriosklerotikers dar. Seltener kann die periphere arterielle Verschlußkrankheit nach überstandenem Herz- und Hirninfarkt zum Tode führen, wenn z. B. eine ausgedehnte periphere Embolie oder eine wandständige arterielle Thrombose zur irreversiblen Nekrose des versorgten Beines führt. Die Arteriosklerose ist eine ausgesprochene Systemkrankheit. Topographische Besonderheiten arteriosklerotischer Verschlüsse können den Verlauf der Krankheit weitgehend bestimmen. So kann ein ungünstig sitzender arteriosklerotischer Plaque zum Verschluß eines Kranzgefäßes führen, das einen hochsensiblen Bezirk im Reizleitungssystem versorgt, wodurch im Reizleitungssystem ein plötzlicher unerwarteter Herztod ausgelöst werden kann. Andererseits gibt es ausgesprochen schwere und langstreckige Gefäßverschlüsse im Bereich des Gehirns, der Eingeweide, der Extremitäten, ja sogar des Herzens, welche klinisch stumm bleiben. Dies ist wieder eine Frage der Adaptation und morphologisch der vorhandenen funktionsfähigen Kollateralen. So kann im Laufe einer Arteriosklerose, welche bekanntlich schon in der frühen Jugend die ersten Arterienveränderungen erkennen läßt, die klinische Symptomatik stark wechseln. BRÜHL nannte dies die »Gangarten« der Arteriosklerose.

Daraus ergibt sich, daß jede Arteriosklerose-Krankheit sehr sorgfältig individuell beobachtet werden muß. Daran ändert auch nichts, daß wir durch ausgedehnte epidemiologische Untersuchungen heute Einblick in die ätio-pathogenetischen Zusammenhänge des Arteriosklerose-Prozesses haben. Hubert MÖRL ist auf diese Zusammenhänge näher eingegangen. Er hat nach jahrelangen Erfahrungen auf dem Gebiete der Angiologie eine kleine Monographie verfaßt, welche von allen praktisch tätigen Ärzten gut aufgenommen werden wird. Auch in der studentischen Ausbildung wird sich das Büchlein gut verwenden lassen. Die pathophysiologischen Grundlagen sind klar dargestellt, die diagnostischen Verfahren in ihrer Dignität erfaßt und die therapeutischen Möglichkeiten kritisch dargelegt.

Damit hat MÖRL nicht nur einen wichtigen Beitrag zur Klinik der Verschlußkrankheiten im Bereich der Beine geliefert, sondern auch die heute zur notwendigen Prävention der arteriosklerotischen Verschlußkrankheiten erforderlichen Maßnahmen begründet.

Welch ungeheure Bedeutung die Arteriosklerose mit ihren Folgekrankheiten in einer Gesellschaft hat, zeigen Berechnungen in den USA, wonach 1975 16 Milliarden U.S. $, das sind 15% aller direkten Kosten für Krankheiten der USA überhaupt, durch arteriosklerotische Erkrankungen der Herzkranzgefäße bedingt waren. 7,8 Milliarden U.S. $ wurden durch Krankenhauskosten, 8,2 Milliarden durch andere medizinische Kosten, 2,7 Milliarden durch ärztliche Leistungen, 1,8 Milliarden für Medikamente und 3,7 Milliarden für Heimpflege aufgewandt. Die Nachfolgekosten durch Einkommensverluste und durch weitere Dienstleistungen im Gefolge der Krankheit wurden mit 8,7 Milliarden angegeben. Weitere Folgekosten, die mit der Versorgung des Kranken und seiner Familie zusammenhängen, wurden mit 25,7 Milliarden berechnet. Insgesamt betrugen die jährlichen Aufwendungen infolge Krankheiten des Herz-Blutgefäß-Systems

50,4 Milliarden U.S. $. Demgegenüber betrugen die Kosten für Krebs im Jahre 1975 etwa 22 Milliarden, für Krankheiten des Atemsystems etwa 20 Milliarden U.S. $. Die entsprechenden Zahlen für die Bundesrepublik sind nicht bekannt, sie dürften aber nach unserer Gesellschaftsstruktur und der gegenwärtigen Krankheitsstatistik ca. 30% der für die USA berechneten betragen. Das sind ca. 30 Milliarden DM. Nach vorsichtigen Schätzungen wären das ca. ein Sechstel des gesamten Bruttosozialproduktes pro anno. Auch die arteriellen Verschlußkrankheiten im Extremitätenbereich haben daran Anteil.

Wir haben daher allen Grund, krankmachende Faktoren in der Gesellschaft aufzuspüren, um sie abzubauen. Die Entwicklung auf diesem Sektor ist im Fluß. Insbesondere hat sich gezeigt, daß die arteriosklerosebedingten Verschlußkrankheiten im Bereich des Herzens und des Gehirns in den USA stark rückläufig sind. In der Bundesrepublik ist diese Entwicklung noch nicht erreicht. Es scheint aber, daß die arteriosklerosebedingten Todesfälle auch bei uns nicht mehr so rasch zunehmen, daß sich ein gewisser Stillstand anbahnt, so daß wir hoffen dürfen, die gleiche Entwicklung wie in den USA in nicht allzuferner Zukunft nachzuvollziehen.

Auch das von Hubert MÖRL vorgelegte Büchlein kann dazu beitragen. Deswegen verdient es weite Verbreitung. Es stellt einen Teil des Untersuchungs- und Behandlungsprogramms des Heidelberger Infarktinstituts dar, das seit nunmehr 5 Jahren arbeitet und an internationalen Forschungsprogrammen beteiligt ist. Damit leistet die wissenschaftlich begründete Angiologie auch unseres Landes einen notwendigen Beitrag.

Heidelberg, im November 1978   Gotthard SCHETTLER

Vorwort

In den zivilisierten Staaten stehen die Herz-Kreislauf-Erkrankungen
in Morbidität und Mortalität weiterhin mit Abstand an erster Stelle.
Davon nehmen die arteriosklerotischen Gefäßerkrankungen mit
etwa 95% eine bevorzugte Stellung ein. Namentlich durch die Vor-
verlagerung des Befalls in immer jüngere Altersklassen stellen die
arteriellen Verschlußkrankheiten über das Einzelschicksal hinaus
eine zunehmende sozialmedizinisch relevante Belastung dar. Es muß
deshalb ein vordergründiges ärztliches Bemühen sein, ausreichende
Kenntnis über diese Krankheitsbilder zu besitzen, um eine wirksame
Vorbeugung und Behandlung einleiten zu können.

Im Zuge der stürmischen Entwicklung der modernen Angiologie in
den letzten 30 Jahren sind zahlreiche ausgezeichnete und umfangreiche Fachbücher erschienen. Da das gesamte Gebiet der Angiologie
im wahrsten Sinne des Wortes den Gesamtorganismus von Kopf bis
zum Fuß erfaßt, sind zwangsläufig diese vollständigen Abhandlungen
für den praktischen Gebrauch zu aufwendig.

Es erschien deshalb für unsere schnellebige Zeit angebracht, für den
praktisch und klinisch tätigen Arzt eine kleine zusammenfassende
Darstellung der wichtigsten diagnostischen und therapeutischen Gegebenheiten nur für die arterielle Verschlußkrankheit der unteren
Extremitäten abzufassen. Dies zum einen deshalb, weil trotz des häufigen Vorkommens die peripheren Durchblutungsstörungen mitunter
vernachlässigt werden und zum anderen der Eindruck verbreitet erscheint, daß gerade die Behandlung dieser Gefäßprovinzen auch weiterhin eine Crux medicorum sei. So bin ich sehr gern der Aufforderung von Herrn Dr. HERZFELD vom Springer-Verlag nachgekommen,
diese mir ebenfalls notwendig erscheinende Aufgabe zu über-
nehmen.

Daß bei dieser Konzeption eine Auswahl und eine Beschränkung auf persönliche Erfahrungen notwendig war, dürfte verständlich sein. Wenn es mit diesem Abriß nicht nur gelingen sollte, eine frühzeitigere Erkennung und damit Behandlung der peripheren Durchblutungsstörungen zu erreichen, sondern auch noch aufzuzeigen, daß die Angiologie ein integrierender Bestandteil der gesamten Medizin ist, die aufgrund des Hineinreichens in nahezu alle Teilgebiete der Medizin zur notwendigen zusammenfassenden Ganzheitsbetrachtung des Organismus beiträgt, so kann der Zweck dieser Darstellung als erfüllt angesehen werden.

Heidelberg, im November 1978   Hubert Mörl

Inhaltsverzeichnis

1 Definition

Die chronischen peripheren arteriellen Verschlußkrankheiten (AVK) sind ein Oberbegriff für Krankheitsbilder, die durch Stenose oder Verschluß größerer Gliedmaßenarterien entstehen. Da weit über 80% der AVK an den unteren Extremitäten lokalisiert sind und demzufolge am häufigsten in der Praxis eine Rolle spielen, soll im Rahmen dieser Abhandlung eine Beschränkung auf die arteriellen Durchblutungsstörungen der unteren Extremitäten erfolgen.

Es wird zwischen *entzündlichen Angioorganopathien,* die auch Angiitiden genannt werden, und *degenerativen Angioorganopathien* unterschieden. Letztere sind die arteriosklerotisch bedingten. Beide Formen dieser Angioorganopathien lassen sich durch morphologische Kriterien eindeutig von den funktionellen Durchblutungsstörungen abgrenzen. Diese werden als *Angioneuropathien* oder funktionelle peripher-akrale Durchblutungsstörungen bezeichnet. Veränderungen in der Endstrombahn, die ebenfalls zumeist funktionell bedingt sind, sowohl in den Arteriolen wie in den Kapillaren, werden als *Angiolopathien* bezeichnet.

Der früher gebräuchliche Terminus Arteriosclerosis obliterans ist fallengelassen worden, da die Differenzierung zwischen entzündlicher oder degenerativer Genese nicht immer eindeutig vorgenommen werden kann. Klinisch als auch histo-pathologisch kann die Unterscheidung einer entzündlichen obliterierenden Gefäßerkrankung von einer Arteriosklerose gelegentlich Schwierigkeiten bereiten. Es ist bekannt, daß die entzündlichen und mitunter auch hyperergischen Gefäßerkrankungen häufig nach Abklingen der inflammatorischen Phase in eine Arteriosklerose übergehen und später nicht mehr, auch nicht histologisch, von den primär degenerativen unterschieden werden können. Deshalb hat sich unter bewußtem Verzicht auf eine ätiologische Festlegung die Bezeichnung AVK durchgesetzt.

Bei der AVK handelt es sich um eine typische Erkrankung des mittleren und hohen Mannesalters, wenn auch – ebenso wie bei den anderen Verschlußlokalisationen – die Antizipation in jüngere Jahrgänge in den letzten Jahrzehnten auffällig war. Deshalb trifft auch die frühere Unterteilung zwischen entzündlichen und nichtentzündlichen Gefäßerkrankungen in der Altersgrenze bei 40 Jahren nicht mehr zu. Ebenso wie bei der koronaren Herzkrankheit sehen wir heute auch schon zu Beginn des 4. Dezennium ausgeprägte degenerative Veränderungen an den Arterien der unteren Extremitäten. Genausowenig wie das Alter kann man das Zigarettenrauchen als Kriterium heranziehen, da nicht nur bei der Thrombangiitis obliterans (v. Winniwarter-Buerger), sondern auch bei der Arteriosklerose, gerade der Beine, so gut wie immer ein erheblicher Nikotinabusus vorangeht. Hinweiszeichen für eine entzündliche Gefäßerkrankung sind in erster Linie die allgemeinen klinischen und laborchemischen Entzündungskriterien, Fokalinfekte, Allergieanamnese, vorangegangene Phlebitis migrans oder saltans und zumeist der periphere Beginn des Befalles. Auch fehlen die bekannten Risikofaktoren häufig, wie die Hypercholesterinämie und arterielle Hypertonie, welche letztere jedoch auch eine Begleiterscheinung der Panarteriitis nodosa aufgrund einer Nierenbeteiligung sein kann.

Da über 90% der Gliedmaßenarterien-Verschlüsse degenerativer Natur sind und nur bei knapp 10% eine entzündliche Genese angenommen wird, möchten wir uns hier ebenfalls ausschließlich auf die chronischen arteriellen, degenerativ bedingten Angioorganopathien beschränken. Dabei gelten folgende zusammenfassende Erkenntnisse:

1. Die Erkrankung, die wir als Arteriosklerose bezeichnen, ist das morphologische Endbild verschiedenartigster uneinheitlicher Ursachen, es ist ein sog. polyätiologisches Leiden.

2. Die Arteriosklerose zeigt eine außerordentliche Variationsbreite in Lokalisation, Ausdehnung und Schweregrad.

3. Krankheitswert im klinischen Sinne bekommt die Arteriosklerose erst mit dem Auftreten von Folgeerscheinungen, den Durchblutungsstörungen an den abhängigen Organen.

4. Die Generalisation des Leidens steht in Abhängigkeit vom Lebensalter.
Die »Tendenz zur Polyphänie der Arteriosklerose« ist eindeutig in höheren Dezennien feststellbar. Trotzdem ist immer die Arteriosklerose als ein generalisiertes Gefäßleiden aufzufassen, wenn auch besonders im jugendlichen Alter bestimmte Prädilektionsstellen unverkennbar sind.

5. Aufgrund der Kenntnis des Vorliegens einer Arteriosklerose in einem bestimmten Gefäßbezirk ist aber kein sicherer Rückschluß auf den Schweregrad in anderen Gefäßprovinzen möglich. Bestimmte Korrelationen sind jedoch geläufig.

6. Das männliche Geschlecht weist eine weitaus größere Morbidität auf. Eine Angleichung wird vom weiblichen Geschlecht erst in den höchsten Altersstufen erreicht. Dabei bestehen aber immer noch geschlechtsgebundene Verschiedenheiten.

2 Epidemiologie

Die AVK spielt als Todesursache heute keine größere Rolle mehr.
Sie belastet dagegen in erheblichem Ausmaß die Morbiditätsstatistik.
Für die koronare Herzkrankheit haben wir genaue Angaben auf dem
Boden der Todesstatistik (Abb. 1) einerseits als auch andererseits
der Hochrechnung beispielsweise des Heidelberger Infarktregisters.
Danach sterben jährlich etwa 135000 Menschen an den Folgen der
koronaren Herzkrankheit, das sind nahezu 25% aller Verstorbenen.
Hinzu kommen 15% mit tödlichen arteriosklerotischen Hirnkrank-
heiten. Die Erkrankungsziffern liegen entsprechend höher, nämlich
zwischen 500000 und 600000 für die Herzkrankheiten und zwischen
300000 und 350000 für die zerebralen Insulte.

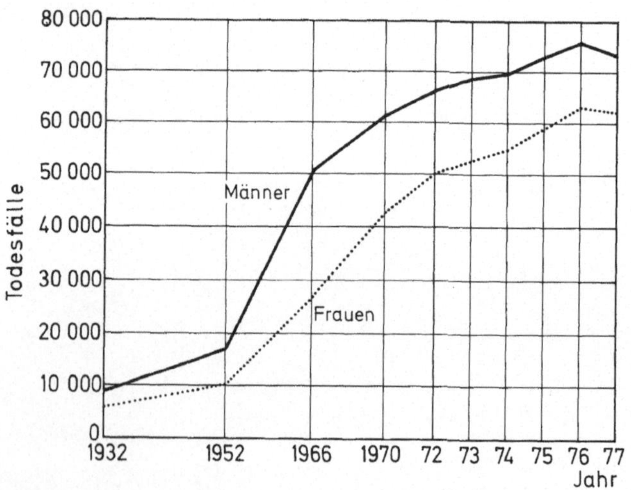

Abb. 1. Todesfälle durch koronare Herzkrankheit in der BRD.
(Nach LEUTNER, 1978)

Für die peripheren arteriosklerotisch bedingten Durchblutungsstörungen liegen uns – soweit dies die einschlägige Literatur zu sagen gestattet – keinerlei exakte Angaben vor. Die einzige zuverlässige diesbezügliche Untersuchung ist die Basler-Studie von WIDMER (1963), einer Reihenuntersuchung an 6400 berufstätigen Männern der Basler Chemischen Industrie. Diese erbrachte bei rund 1% der 40–50jährigen und 7% der 65–74jährigen Männer eine Stenose oder einen Verschluß von Gliedmaßenarterien. Durch die Feststellungen von WIDMER (1963) ist auch überzeugend belegt, daß eine Stenose oder ein Verschluß nicht – wie bisher angenommen – sich durch typische Beschwerden ankündigt, sondern oft längere Zeit stumm verläuft.

Der Basler Studie ist weiter zu entnehmen, daß bei 2630 gesunden Männern eine *Fünfjahresinzidenz* von rund 80 pro 1000 vorhanden ist, was ziemlich genau der Fünfjahresinzidenz der koronaren Herzkrankheit entspricht (BILAND, 1977). Dabei ist bemerkenswert, daß es sich bei etwa 20/1000 um symptomatische und bei 60/1000 um asymptomatische Fälle handelt. Von Bedeutung ist desweiteren, daß 30% der Neuerkrankungen sich bei Männern unter dem 54. Lebensjahr finden. Es konnte ferner gezeigt werden, daß bei Männern, die zu Beginn der Studie 3 oder mehr Risikofaktoren aufwiesen, die AVK sich sechsmal häufiger entwickelt als bei den zu Beginn der Studie risikofreien.

Auch bei den peripheren Durchblutungsstörungen gilt, daß der wichtigste Risikofaktor die Kombination von Hyperlipidämie, Hypertonie und Zigarettenrauchen ist. Jeder 5. Verschlußkranke stirbt innerhalb von 5 Jahren. Die Mehrzahl dieser Personen stirbt um durchschnittlich 10 Jahre früher, als es der allgemeinen Lebenserwartung von 70 Jahren entspricht. Von den Verschlußkranken der mittleren Altersklasse (34–64jährige) starben in der Basler-Studie prozentual dreimal mehr als im gesunden Vergleichskollektiv, die Hälfte der Todesursachen bei den Verschlußkranken waren kardiovaskuläre Erkrankungen. Wiederholte Angiographien zeigten, daß 76% der Untersuchten nach einem durchschnittlichen Intervall von 2,5 Jahren eine deutliche Progredienz der Verschlußkrankheit aufwiesen. Die Progression in den verschiedenen Arterienetagen war unterschiedlich, am raschesten an der A. femoralis superficialis.

Im allgemeinen erkrankten in der Basler Studie Männer fünfmal häufiger an einer AVK als Frauen. Im eigenen Krankengut war der Anteil der Frauen mit 5% am Krankheitsbefall der unteren Extremitäten geringer, andere Angaben bewegen sich bei 30%. Das etwa gleiche Betroffensein des männlichen und weiblichen Geschlechtes beim Diabetes mellitus ist hingegen eine übereinstimmende Feststellung. Die Amputationsrate ist bei Diabetikern sechsmal häufiger als bei Nichtdiabetikern.

Zahlreiche Untersuchungen haben ergeben, daß Gliedmaßenarterien-Verschlüsse und koronare Herzkrankheit gleich häufig sind und auch im selben Lebensalter auftreten. Deshalb ist die höhere Mortalität der Patienten mit chronischen Gliedmaßenarterien-Verschluß auf die Häufung von koronarer Herzkrankheit bei diesen Kranken zurückzuführen.

Diabetes mellitus und/oder Hyperlipidämien sind bei etwa 50% aller Patienten mit einer AVK nachweisbar. Es ist bekannt, daß die Bedeutung von Hyperlipoproteinämie und Diabetes mellitus als Risikofaktoren der peripheren arteriellen Verschlußkrankheit in Abhängigkeit vom Alter unterschiedlich zu beurteilen ist. Bei eigenen Untersuchungen an nichtausgewählten 100 männlichen Patienten mit einer Durchblutungsstörung der unteren Extremität wurde mit Hilfe des intravenösen Glukosebelastungstests nach Conrad ermittelt, daß bei 45% der Untersuchten eine pathologische Glukoseverwertung vorlag. Die dabei erkennbare Häufung einer diabetischen Stoffwechsellage beim peripher-akralen Verschlußtyp entspricht der bekannten, bevorzugt peripheren Lokalisation der Angiopathia diabetica.

Als eine von vielen prädisponierenden Erkrankungen der Arteriosklerose ist der Diabetes mellitus seit langem geläufig. Dabei gilt als statistisch eindeutig gesicherte Tatsache (ZSCHOCH, 1964), daß die allgemeine Arteriosklerose bei Diabetikern frühzeitiger und verstärkt auftritt. Die Intensität der Arteriosklerose bei Diabetikern entspricht der bei Stoffwechselgesunden ein Lebensjahrzehnt später feststellbaren. Dabei lassen sich schon häufig im Stadium des latenten Diabetes mellitus deutliche Gefäßschädigungen nachweisen. Deshalb kommt der Früherfassung des latenten Diabetes allgemein und speziell bei Arteriosklerotikern eine besondere Bedeutung zu. Bekanntlich erlangte die diabetische Angiopathie mit der besseren Lebenserwartung der Diabetiker als Spätkomplikation immer größere Aufmerksamkeit, da heutzutage die weitaus überwiegende

6

Mehrzahl der Diabetiker nicht mehr im Koma, sondern an ihrem Gefäßleiden stirbt.

Es ist eindeutig erwiesen, daß die Diabetes-Morbidität bei Unterernährung erheblich absinkt, während sie vor allem in Phasen der Auffütterung, wie in der Zeit nach dem 2. Weltkrieg, sprunghaft ansteigt. Die höchste Diabetes-Morbiditätsrate liegt im 7.–8. Lebensjahrzehnt. Die starke Zunahme der Zuckerkrankheit hat bereits vor 20 Jahren dazu geführt, daß man von einer »diabetischen Population« zu sprechen begann. Der Diabetes mellitus ist damit zu einer echten Volkskrankheit geworden, wobei man die Morbidität in den mitteleuropäischen Großstädten mit 1,2–2,0% ansetzt. Die Morbiditätsrate soll in Groß- und mittleren Städten wesentlich höher sein als in Kleinstädten und ländlichen Bezirken. Aufgrund systematischer Feldstudien zur Erfassung von Diabetikern in größeren Bevölkerungsgruppen, wie sie beispielsweise SEIGE et al. (1970) in Leipzig durchgeführt haben, konnte nachgewiesen werden, daß es neben bekannten und auch behandelten Kranken mit manifestem Diabetes mellitus sehr viele manifeste Diabetiker gibt, welche – abgesehen von der Zahl latenter Diabetiker – dem Arzt und damit auch dem Medizinalstatistiker unbekannt sind.

Man geht sicher nicht fehl, wenn man mit einer weiteren Progredienz der Diabetes-Morbidität bis zu 2–3% und darüberhinaus rechnet. Die Dunkelziffer dürfte noch einmal soviel betragen.

Mit ca. 6% wird auch die unterste Grenze der Häufigkeit arterieller Verschlußkrankheiten angenommen, da sehr viele arterielle Verschlußkrankheiten sich subjektiv nicht kundtun. Zum anderen finden dadurch verursachte Beschwerden im höheren Alter keine oder anderweitige Beachtung, sind auch oft durch weitere Erkrankungen (koronare Herzkrankheit) überlagert, so daß die tatsächliche Zahl ebenfalls wesentlich höher liegen dürfte.

3 Pathologisch-anatomische Veränderungen

Nach der Definition der WHO ist »Atherosklerose eine variable Kombination von Veränderungen der Intima, bestehend in herdförmiger Ansammlung von Lipoiden, komplexen Kohlenhydraten, Blut- und Blutbestandteilen, Bindegewebs- und Kalziumablagerungen, verbunden mit Veränderungen der Arterienmedia«.

In den Extremitäten herrschen Arterien vom muskulären Typ vor. Die Arterienwand besteht aus der Intima, der Media und der Adventitia (Abb. 2). Zum Lumen hin wird die *Intima* von einer einzelligen Endothelschicht, zur Media hin durch eine gefensterte bindegewebige Platte, die Lamina elastica interna, begrenzt. Die Intima enthält beim Kind nur vereinzelte glatte Muskelzellen und wenig Grundsubstanzen, wie Elastin, Kollagen und Mukopolysaccharide. Mit steigendem Lebensalter nimmt diese extrazelluläre Matrix ebenso wie die Zahl der glatten Muskelzellen in ihr ganz erheblich zu. Sie besteht dann ausschließlich aus glatten Muskelzellen mit nur wenig Grundsubstanzen.

Die *Adventitia* ist die äußere Gefäßschicht, von der Media ist sie durch die Lamina elastica externa getrennt. Bei größeren Arterien dringen von hier aus die Vasa vasorum ein, die das Gefäß bis zum inneren Drittel hin versorgen.

Die arteriosklerotische Läsion entwickelt sich fast ausschließlich in der Intima. Je nach Schweregrad unterscheiden wir drei Formen arteriosklerotischer Läsionen:

1. die frühe,
2. die fortgeschrittene und
3. die komplizierte Läsion.

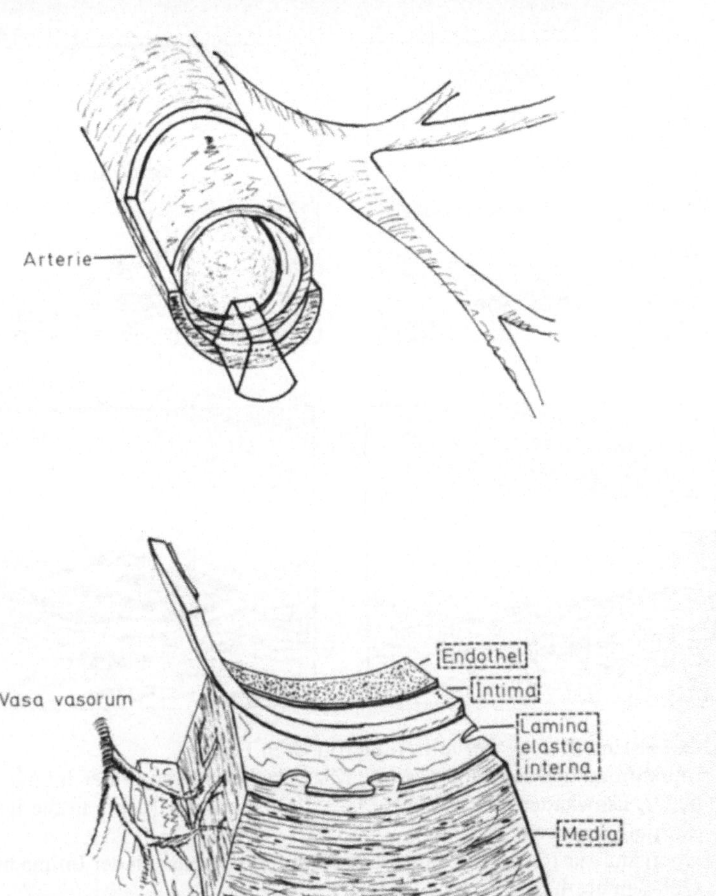

Abb. 2. Normaler Aufbau der Aortenwand

Bei gleichem Schweregrad sind nach den unterschiedlichen morphologischen Veränderungen noch weitere Unterteilungen möglich. Diese Einteilung ist in Tabelle 1 dargestellt: Die fortgeschrittene arteriosklerotische Läsion, die auch Plaque genannt wird, besteht aus

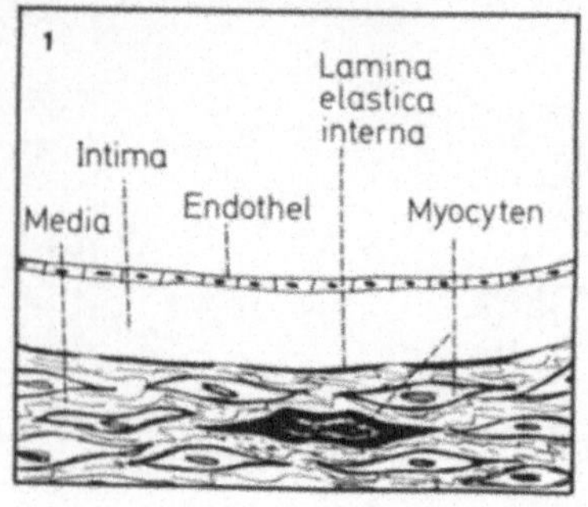

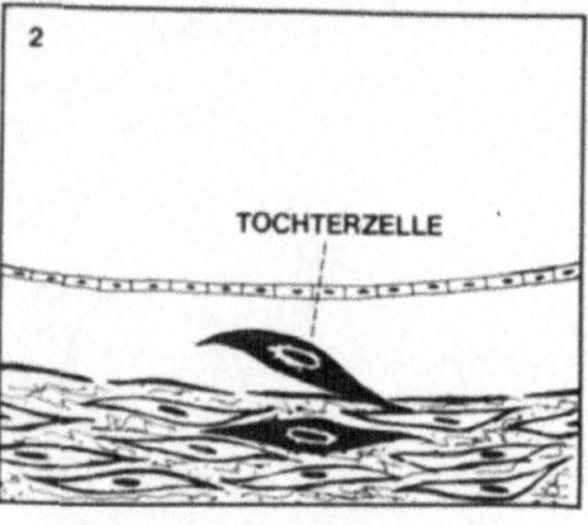

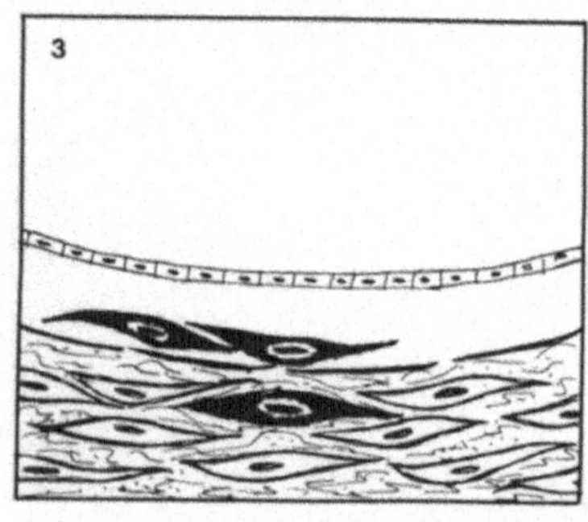

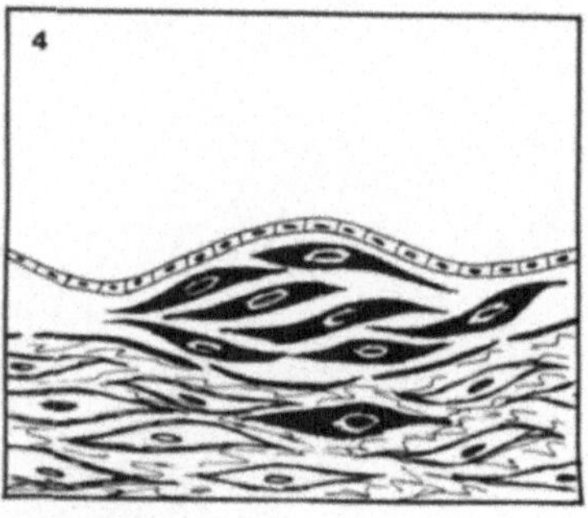

Abb. 3a. Entwicklung der atherosklerotischen Läsion:
1. Intakte Lamina und Media, glatte Muskelzellen fehlen in der Intima.
2. und *3.* Einwandern von glatten Muskelzellen aus der Media in die Intima nach atherogenem Reiz.
4. Übergang zur fortgeschrittenen Läsion durch Verdrängen der Intima in das Gefäßinnere hinein

Tabelle 1. Einteilung und Kriterien der drei Formen arteriosklerotischer Läsionen

Frühe Läsionen	Fettstreifen
	gallertige Erhebungen
	Mikrothromben
Fortgeschrittene Läsionen	fibröse Plaques
	atherosklerotische Plaques
Komplizierte Läsionen	Blutung
	Verkalkung
	Ulzeration
	Thrombose

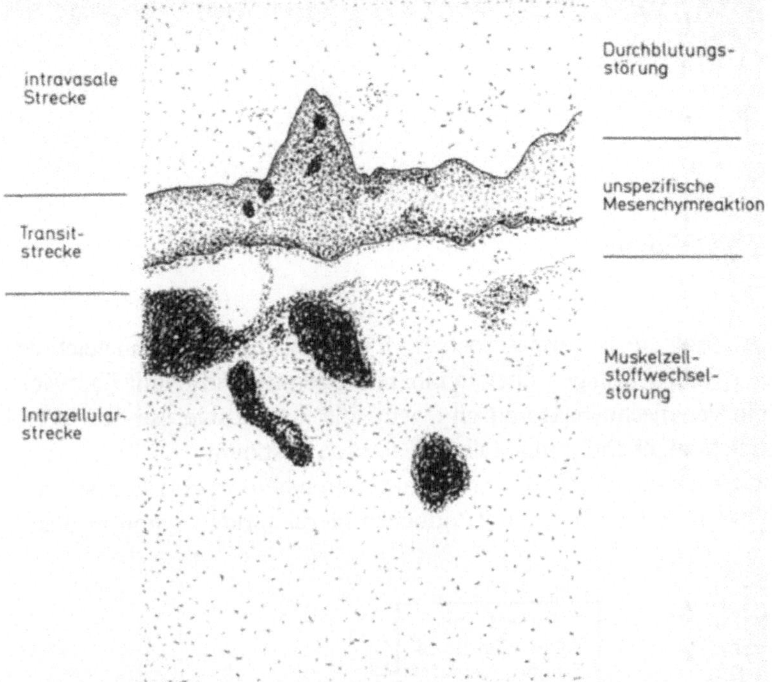

Abb. 3b. Darstellung der Angriffsmöglichkeiten von Noxen bei experimenteller Herzmuskelnekrose. Elektronenmikroskopische Vergrößerung (1:20000) einer Kapillare im Rattenmyokard. (Nach HAUSS u. SCHMITT, 1967)

einem lipoidreichen (Cholesterinester) nekrotischen Kern, umgeben von glatten Muskelzellen und sog. Schaumzellen. Durch trophische Störungen kommt es in der Folge zur Ulzeration ins Lumen hinein. Die Lamina elastica interna bleibt dabei meistens erhalten. Eine typische fortgeschrittene Läsion mit dem Übergang zur komplizierten Läsion ist in Abb. 3a und b dargestellt.

4 Ätiologie und Pathogenese

4.1 Ätiologie

Die Ätiologie ist ausgesprochen vielfältig (Abb. 4). Wenngleich es auch Beobachtungen über familiäre Belastung und damit überwiegend genetische Faktoren gibt, wird die Arteriosklerose des Menschen weitgehend durch äußere Faktoren bestimmt.

Zu den *genetischen* Determinanten gehören homozygote Formen der Hypercholesterinämien mit tödlichen Herzinfarkten schon im Kin-

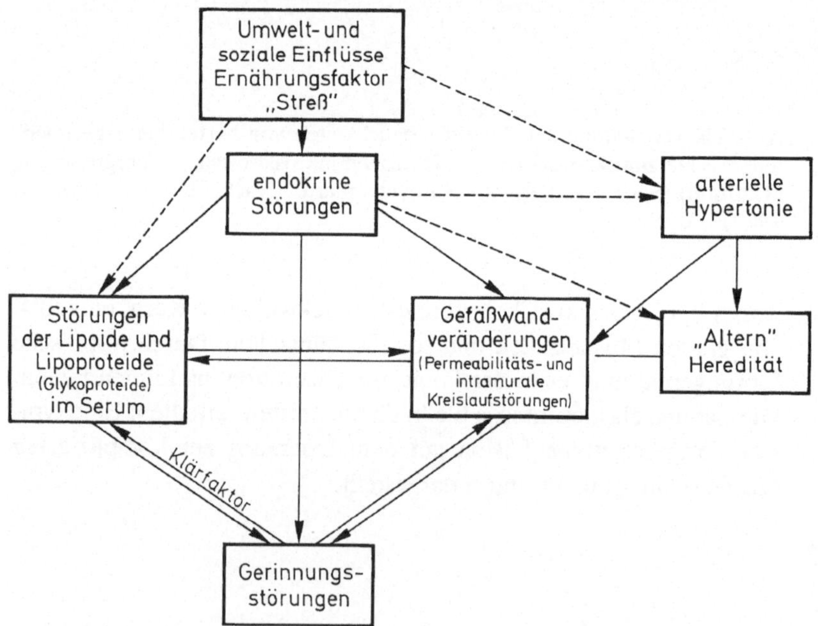

Abb. 4. Sichere und mögliche ätiologische Faktoren arteriosklerotischer Gefäßerkrankungen nach SCHETTLER

desalter, seltene Formen der malignen Hypertonie und des Diabetes mellitus.

Die arterielle Hypertonie, Hauptschrittmacher der wichtigsten deletären Todesursachen der Arteriosklerose, hat zwar genetische Hintergründe, wird aber von *äußeren Faktoren* weitgehend bestimmt. Aufschlußreich sind Untersuchungen an eineiigen Zwillingen, die unter verschiedenen Lebensbedingungen lebten. So ergaben sich erhebliche Unterschiede im Befall und auch in der Todesrate durch Herzinfarkte bei irischen Brüdern, von denen der eine im Mutterland unter mehr ländlichen Bedingungen verblieb, während der andere in die USA auswanderte und unter städtischen Bedingungen, anderen Ernährungsgewohnheiten und sehr verschiedener beruflicher Belastung lebte. Auch Untersuchungen an Japanern, die im Mutterland verblieben, nach Hawaii oder nach Kalifornien auswanderten, lassen erkennen, daß Luxus-Ernährung in genetisch und beruflich vergleichbaren Bevölkerungsgruppen die Arteriosklerose außerordentlich fördert und früher entstehen läßt. Arteriosklerotisch bedingte Todesursachen und insbesondere Myokardinfarkte kommen unter den kalifornischen Japanern vielfach häufiger vor als bei den Daheimgebliebenen, während die Hawaii-Japaner eine Mittelstellung einnehmen.

Die moderne Epidemiologie hat wesentliche Ergebnisse zur Ätiologie der arteriosklerotischen Verschlußkrankheiten gebracht. Sie sind durch den Begriff der Risikofaktoren und der Risikoprofile bestimmt.

4.1.1 Risikofaktoren 1. Ordnung

SCHETTLER (1978) hat die Risikofaktoren in zwei Kategorien eingeteilt:

Risikofaktoren 1. Ordnung	*Risikofaktoren 2. Ordnung*
Hypertonie	Diabetes mellitus
Hyperlipoproteinämie	Gicht
Zigarettenrauchen	Adipositas
	Polyzythämie
	Bewegungsmangel
	Streß

Jeder der Faktoren 1. Ordnung kann singulär wirken. Faktoren der 2. Ordnung bedürfen weiterer Risiken, welche dann Risikokonstellationen und -konditionen entstehen lassen. Je mehr Risikofaktoren zusammenkommen, um so frühzeitiger und schwerer treten arteriosklerotische Komplikationen auf. Die Risikokonstellationen der Zerebral- und Koronarsklerose stimmen überein, während die periphere Angiopathie bevorzugt durch das Nikotin und Diabetes mellitus sowie bestimmten Lipidstoffwechselstörungen des Typs III und IV bewirkt wird. Bemerkenswert ist insbesondere, daß das Risiko nicht linear mit der Zahl der Faktoren, sondern kumulativ wächst. Nach HEYDEN (1974), einem der bekanntesten Epidemiologen auf dem kardiovaskulären Gebiet, gilt folgende *Rangordnung der Risikofaktoren:*

1. Für den Herzinfarkt
  a) Hypercholesterinämie
  b) Zigarettenrauch-Inhalation
  c) Hypertonie
  d) Hyperglykämie/Diabetes mellitus
  e) Hyperurikämie/Gicht
  f) (indirekt) Adipositas

2. Für die Apoplexie
  a) Hypertonie
  b) Ischämische Herzerkrankung
  c) Diabetes mellitus
  d) Adipositas

3. Für die Claudicatio intermittens
  a) Zigarettenrauch-Inhalation
  b) Diabetes mellitus
  c) Hypercholesterinämie/Hypertriglyzeridämie
  d) Ischämische Herzerkrankung

Zahlreiche Studien haben ergeben, daß die koronare Herzkrankheit und die periphere Arteriosklerose etwa die gleiche Häufigkeit aufweisen.

Von den bekannten Risikofaktoren seien die wichtigsten kurz skizziert:

4.1.2 Hypertonie

Es darf als gesichert gelten, daß das Infarktrisiko mit höheren Blut-
druckwerten steigt. Das trifft sowohl für den systolischen als auch
den diastolischen Druck zu. Bezüglich der Trennlinie zwischen
Normo- und Hypertonie gilt die Feststellung von Sir George PICKE-
RING: »*Es gibt keine Grenzlinie. Die Beziehung zwischen arteriellem
Druck und Todesfolge ist eine quantitative, je höher der Druck, desto
schlechter die Prognose.*«
Lebenserwartungsstatistiken haben auch für den von der WHO noch
als Normbereich definierten Blutdruck eine Verkürzung der Lebenserwartung nachgewiesen. Bei einem diastolischen Blutdruck über
12 kPa (90 mmHg) ist die Lebenserwartung für beide Geschlechter
und alle Altersgruppen schon eingeschränkt. Verglichen mit dem
normalen Wert für diastolischen Druck von unter 10 kPa (75 mmHg)
steigt bei Werten von 12,7–13,3 kPa (95–100 mmHg) das Risiko auf
das Doppelte und auf das Dreifache bei Werten über 14 kPa
(105 mmHg) an. Die Behandlung der Hypertonie verbessert jedoch
eindeutig die Lebenserwartung (Abb. 5).
Auch die im Mai 1977 veröffentlichten Ergebnisse der Veterans Administration Cooperative Study haben ergeben, daß eine antihypertensive Therapie sich günstig auswirkt bei Patienten mit Blutdruck-

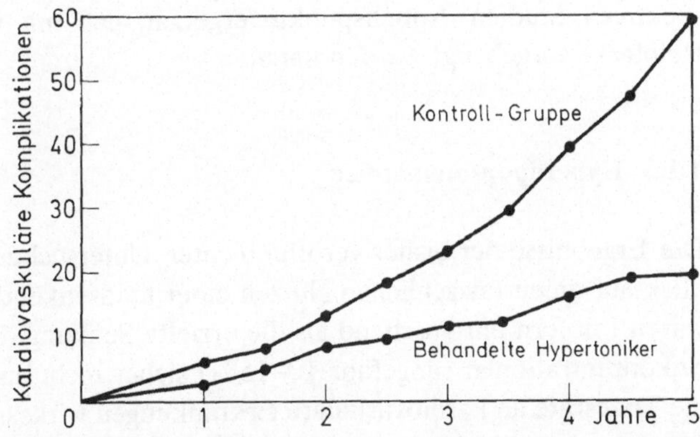

Abb. 5. Risiko kardiovaskulärer Komplikationen bei unbehandelten bzw. behandelten Hypertonikern (n = 380; diastolischer Blutdruck 12,0–15,2 kPa
= 90–114 mmHg)

werten von 14 kPa (105 mmHg) diastolisch oder höher. Durch diese
Therapie werden eindeutig vermindert:

a) Zerebrovaskuläre Komplikationen,
b) Herzinsuffizienz,
c) maligne Verlaufsformen der Hypertonie und
d) Nierenversagen.

Kein statistisch signifikanter Einfluß der Therapie konnte bezüglich
des Auftretens von Myokardinfarkten gezeigt werden. Letzteres
wurde besonders durch die 1970 veröffentlichte, über 10 Jahre gehende Studie der U.S. Public Health Service Hospitals Cooperative
Study Group nicht bestätigt, welche für die milden Formen der Hypertonie nach 10 Jahren Therapie keinen Unterschied zwischen be-
handelter Gruppe und einer Placebogruppe besonders im Hinblick
auf die tödlichen Herz-Kreislauf-Krankheiten erbrachte. Andere
Komplikationen jedoch, wie linksventrikuläre Hypertrophiezeichen
im EKG, röntgenologische Herzvergrößerung und Retinopathie tra-
ten in der Placebogruppe mit 53,1% gegenüber 23,8% in der Thera-
piegruppe deutlich seltener auf.
Die bisher verfügbaren Langzeitstudien wurden allerdings nicht mit
Betarezeptorenblockern durchgeführt, die heute gerade bei leichten
Hypertonieformen als Mittel der Wahl gelten und wofür sich in pro-
spektiven Studien Anhaltspunkte ergeben, daß mit ihnen einem
Reinfarkt vorgebeugt werden kann.

4.1.3 Hyperlipoproteinämien

Die Ergebnisse der bisher veröffentlichten Untersuchungen in Hinblick auf einen tatsächlichen Nutzen einer lipidsenkenden Therapie
waren insofern enttäuschend als die erzielte Senkung der Choleste-
rinkonzentrationen (ungefähr 10–15%) sicher nicht ausreichte, um
die Todesrate an kardiovaskuläre Erkrankungen wirksam zu senken.
Immerhin sei darauf hingewiesen, daß in den USA von 1970–1975
die Todesraten an nicht-kardiovaskulären Erkrankungen um 6,5%,
an koronarer Herzkrankheit jedoch um 13,2% und der tödliche

16

Schlaganfall sogar um 17,5% zurückgegangen sind. Ob dies durch Bekämpfung der Risikofaktoren Hyperlipidämie, Rauchen und Hypertonie erreicht wurde, bleibt zu klären. Immerhin gibt es Anhaltspunkte dafür, daß die Kontrolle dieser Risikofaktoren den Prozeß der Arteriosklerose zumindest verlangsamt.

Eine Senkung erhöhter Blutfette sollte deshalb stets versucht werden, weil

a) eine enge Korrelation zwischen Hyperlipoproteinämien und kardiovaskulären Komplikationen in umfangreichen epdemiologischen Studien gesichert wurde,
b) tierexperimentell der Nachweis für die Entstehung atherosklerotischer Gefäßwandveränderungen durch Fütterungsversuche mit besonders fetthaltigen Diäten gelang und eine Rückbildung bereits vorhandener atherosklerotischer Läsionen bewiesen ist,
c) eine Beziehung zwischen hereditären Fettstoffwechselstörungen und frühzeitiger Mortalität an degenerativen Gefäßerkrankungen besteht.

Männer unter 60 Jahren müssen bei einem Serumcholesterinspiegel zwischen 6,47 und 7,11 nmol/L (250 und 275 mg%) bereits doppelt häufiger mit einem Myokardinfarkt rechnen als eine Vergleichsgruppe, in der die gemessenen Werte unter 5,17 nmol/L (200 mg%) liegen. Überschreitet der durchschnittliche Serumcholesterinwert 7,76 nmol/L (300 mg%), so muß mit einem mehr als dreimal höheren Risiko gerechnet werden. Diese aus einem zehnjährigen Beobachtungszeitraum ermittelten Daten (National Pooling Project) lassen zweifelsfrei die Indikation zur Behandlung erkennen.

Voraussetzung für die gezielte Behandlung ist die genaue Diagnose der vorliegenden Fettstoffwechselstörung. Mit der routinemäßigen Erfassung der Serumtriglyzeride und des Serumcholesterins gewinnt man nützliche Anhaltspunkte für maskierte Stoffwechselstörungen auf dem Boden von Organerkrankungen (Nieren, Leber, Schilddrüse, Pankreas). Diese sekundären Hyperlipoproteinämien müssen von den primären unterschieden werden. Durch Therapie der Grundkrankheiten normalisieren sich im allgemeinen die erhöhten Lipidwerte, ohne daß zusätzliche lipidsenkende Medikamente gegeben werden müssen (Tabellen 2 und 3).

Eine amerikanische Gruppe (The Coronary Drug Project) veröffentlichte 1975 eine aufsehenerregende Dokumentation über die Unter-

Tabelle 2. Diätetische Behandlung von Hyperlipidämien

LDL (low density lipoproteins)
(Typ II A, II B) (Cholesterin)
1. Gesättigte Fettsäuren↓
2. Mehrfach ungesättigte Fettsäuren ↑
3. Nahrungscholesterin↓

VLDL (very low density lipoproteins)
(Typ II B, III, IV, V) (Triglyzerid)
1. Gewichtsabnahme
2. Kein Alkohol
3. Gesättigte Fettsäuren↓
   Mehrfach ungesättigte Fettsäuren ↑
4. Zucker↓

---

suchungsergebnisse von mehr als 8000 Patienten, die Myokardinfarkte durchgemacht hatten. In der Studie sollte geklärt werden, ob

1. unter lipidsenkenden Maßnahmen weniger Rezidive auftraten und
2. ob die Nebenwirkungsrate der ausgewählten Substanzen (Oestrogene,
   D-Thyroxin, Clofibrat, Nicotinsäure) in der Langzeittherapie vertretbar wäre.

Die umfangreiche Untersuchung schloß mit dem Ergebnis, daß lipidsenkende Medikamente gegenüber der Placebogruppe in Bezug auf
das Fortschreiten der koronaren Herzerkrankung keine günstigere
Prognose bewirkte. Überdies wurde für die behandelte Gruppe eine
höhere Rate z. T. gefährlicher Nebenwirkungen dokumentiert.
Gegen die Interpretation, daß der Nutzen einer medikamentösen
Beeinflussung erhöhter Serumlipidwerte widerlegt wäre, läßt sich
einwenden, daß

1. in primären Präventivstudien eine Senkung kardiovaskulärer Komplikationen durch Normalisierung pathologischer Serumlipidwerte beschrieben wurde,
2. im Kollektiv des Coronary Drug Project der Einfluß anderer Risikofaktoren (Nikotin, Hypertonie, Diabetes mellitus) nicht adäquat ausge-
   klammert wurde,

3. die prognostische Bedeutung der Serumlipidwerte bei Patienten nach Herzinfarkt geringer ist, da der Verlauf dann durch andere Faktoren in stärkerem Maße bestimmt wird und
4. überdies die beobachtete Senkung der Lipide im Kollektiv nur gering war, zumal keine typenspezifische Therapie erfolgte.

Tabelle 3. Therapie der Hyperlipidämien

	Diät	Medikament
Typ I	1. 30 g Fett/Tag 2. Mittelkettige Triglyzeride (MCT)	Progesteronähnliche Steroide?
Typ II	1. 300 mg Cholesterin/Tag 2. Vielfach ungesättigte Fett-säuren	1. Cholestyramin (16–32 g/Tag) 2. Nicotinsäure (3–6 g/Tag) 3. Sitosterol (20–24 g/Tag) 4. D-Thyroxin 5. Bezazibrat (600 mg/Tag)
Typ III	1. Gewichtsabnahme, »Ideal-gewicht« 2. 40% der Kalorien als Fett 40% der Kalorien als Koh-lenhydrate 20% der Kalorien als Eiweiß 3. 300 mg Cholesterin/Tag	1. Clofibrat (2 g/Tag) 2. Nicotinsäure (3–6 g/Tag) 3. D-Thyroxin 4. Bezazibrat (600 mg/Tag)
Typ IV	1. Gewichtsabnahme, »Ideal-gewicht« 2. Vielfach ungesättigte Fett-säuren 3. Wenig Kohlenhydrate	1. Clofibrat (2 g/Tag) 2. Nicotinsäure (3–6 g/Tag) 3. Bezazibrat (600 mg/Tag)
Typ V	1. Gewichtsabnahme, »Ideal-gewicht« 2. Eiweißzufuhr 3. 70 g Fett/Tag 4. Kohlenhydrate (soweit mög-lich)	1. Nicotinsäure (3–6 g/Tag) 2. Clofibrat (2 g/Tag) 3. Bezazibrat (600 mg/Tag)

Die Ergebnisse des Coronary Drug Project lassen somit die Therapie von erhöhten Blutfetten nicht als nutzlos erscheinen. Weitere Ergebnisse zur Prognose unter lipidsenkenden Pharmaka stehen aus und sind von den aufwendig angelegten Studien der sog. Lipid Research Clinic Studies, die z. Zt. in zahlreichen Stoffwechselzentren der USA durchgeführt werden, zu erwarten.

In letzter Zeit steht die sog. Lipidtheorie der Arteriosklerose erneut im Mittelpunkt des Meinungsstreites, ausgelöst durch zweifelnde Vorstellungen von KAUNITZ (1975). Dieser stützt sich u. a. auf einseitig interpretierte Auslegungen von BENDITT u. BENDITT (1973), wonach die Arteriosklerose eine Art Geschwulstkrankheit mit Vermehrung sog. monoklonaler Zellverbände sei, wie sie in gutartigen Muskel- oder Bindegewebsgeschwülsten vorkommen.

Von Morphologen, Physiologen und Biochemikern wurde neuerdings, wie früher schon von der deutschen pathologisch-anatomischen Schule (ASCHOFF, 1921; HUECK, 1920; BREDT, 1961; DOERR, 1964) nachgewiesen, daß die Anhäufung von Cholesterin außerhalb von Membranen nichts mit einem Reparaturprozeß zu tun hat. Vielmehr wird durch die massive Durchsetzung von Cholesterin über die Bildung von Atheromen die Destruktion der Arterienwände nachhaltig gefördert und oft entscheidend beeinflußt. Es konnte – zuletzt von ROSS u. HARKER (1976) – gezeigt werden, daß die Hypercholesterinämie als Einzelfaktor sowohl beim Menschen als auch bei Tieren erhebliche Endothelveränderungen auslöst. Cholesterin ist demnach weiterhin als eine entscheidende Noxe für die Primärläsion anzusehen und unterhält darüber hinaus auch den weiteren Prozeß des Arterienumbaus.

4.1.4 Nikotinabusus

Das Risiko eines Rauchers, der 20 Zigaretten pro Tag raucht, ist doppelt so hoch wie das des Nichtrauchers. Bei mehr als 20 Zigaretten pro Tag steigt das Risiko überproportional auf das Dreifache an. Beim Zusammentreffen von zwei der drei Risikofaktoren erster Ordnung erhöht sich das Risiko auf ein Mehrfaches. Besonders die Kombination von Hypercholesterinämie und starkem Rauchen über 20 Zigaretten erhöht das Risiko auf ein Sechsfaches. So liegt das Durchschnittsalter bei starken Rauchern mit einem Cholesterinspiegel über 7,76 mmol/l (300 mg%) bei Eintritt des Erstinfarktes bei 50 Jahren,

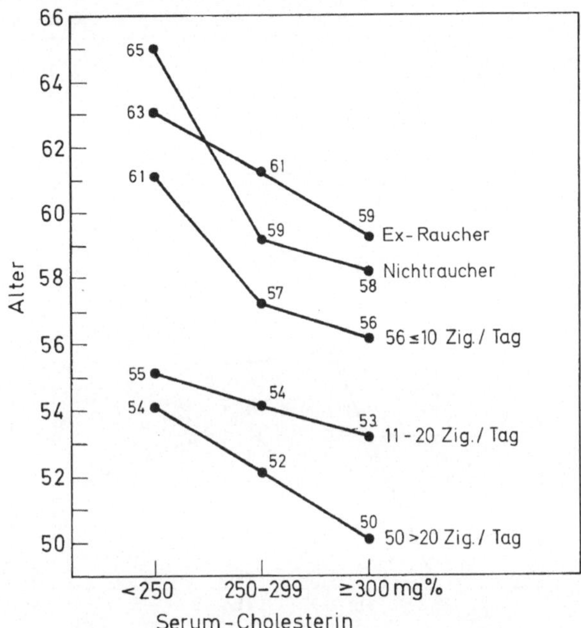

Abb. 6. Durchschnittsalter von Männern beim ersten Myokardinfarkt (Multicentric Myocardial Infarction Study)

das von Nichtrauchern mit einem Cholesterinspiegel unter 6,47 mmol/l (250 mg%) bei 65 Jahren (Abb. 6).
Treten alle drei Hauptrisikofaktoren zusammen auf, erhöht sich das Risiko auf das Neunfache.

4.1.5 Risikofaktoren 2. Ordnung

Die atherogene Rolle des *Diabetes mellitus,* der mit mindestens 2–3% Befall der Gesamtbevölkerung eine echte Volkskrankheit darstellt, ist gesichert. Als prädisponierende Erkrankung gilt er nicht nur für die Makro-, sondern speziell für die Mikroangiopathie, besondere Prädilektionsstellen sind hierbei geläufig, ebenso wie das häufigere Auftreten des sog. stummen Myokardinfarktes.
Die *Adipositas* ist als eigenständiger Risikofaktor sehr selten, nach eigenen Untersuchungen besteht eine signifikante Korrelation zwi-

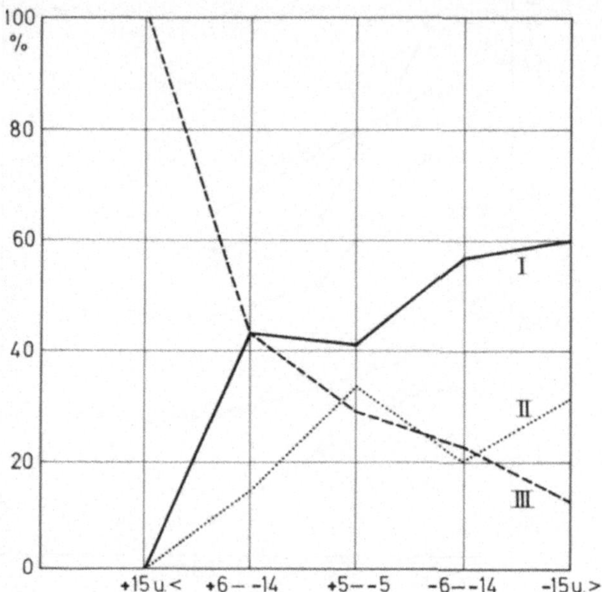

Abb. 7. Abhängigkeit der Schwere der Koronoarsklerose vom Körpergewicht bei 612 obduzierten Patienten mit Magenresektion. (Nach DE BROCA)

schen dem Grad der Koronarsklerose und dem Gewicht (Abb. 7 und 8). Jedoch ist die Fettsucht häufig kombiniert mit anderen Risikofaktoren, so namentlich mit der Hypertonie und dem Diabetes mellitus. Damit kommen wir zur entscheidenden Frage der *Ernährung* und der Arteriosklerose. Folgende Empfehlungen dürfen nach SCHLIERF (1978) als gesichert angesehen werden:

a) Reduktion der Energiezufuhr im Einklang mit der tatsächlichen körperlichen Aktivität.
b) Reduktion des Fettverzehrs auf 35% der zugeführten Energie oder weniger.
c) Die Reduktion des Fettverzehrs sollte erreicht werden durch eine Verminderung des Konsums von Lebensmitteln mit einem hohen Gehalt an gesättigten Fettsäuren. Durch diese Maßnahme wird gleichzeitig die Menge an Nahrungscholesterin vermindert.
d) Ein Teil der eingesparten gesättigten Fettsäuren kann durch Fette mit einem hohen Gehalt an mehrfach ungesättigten Fettsäuren ersetzt wer-

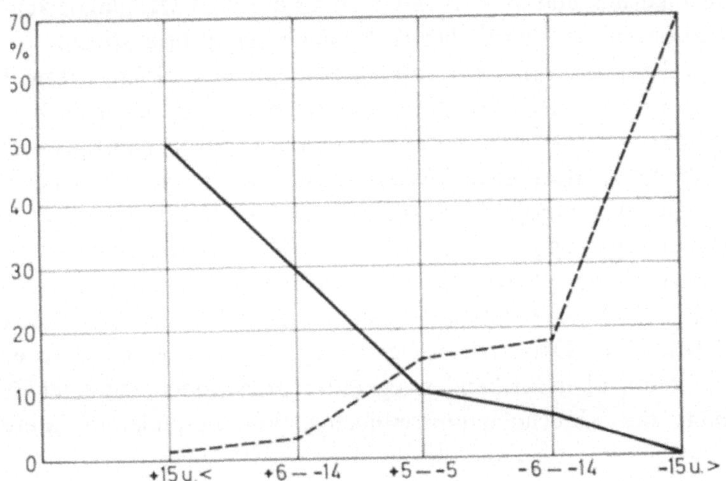

Abb. 8. Vergleich der Anzahl der Infarkte mit den Fallzahlen in den einzelnen Gewichtsgruppen bei 612 obduzierten Patienten mit Magenresektion.
———— Myokardinfarkt;
--------- Fallzahl

den. Diese partielle Substitution mehrfach ungesättigter für gesättigte Fettsäuren hat einen zusätzlichen lipidsenkenden Effekt, beeinflußt die Plättchenklebrigkeit und führt zu einer, für unsere Standards, schmackhafteren Kost als eine sehr fettarme Diät.
e) Ein übersteigerter Verbrauch von Zucker oder Alkohol sollte vermieden werden.

Spezifische Empfehlungen zum Fettverzehr gelten für Personen mit bereits eindeutig erhöhten Plasma-Cholesterinspiegeln. Hiervon sind mittlerweile 20–30% der erwachsenen Männer in Westeuropa betroffen. Bei einer Fettzufuhr von 30–35% der Nahrungsenergie sollte der Verzehr gesättigter Fettsäuren auf unter 10% und jener der mehrfach ungesättigten Fettsäuren auf ca. 10% der Gesamtkalorien eingestellt werden, um einen PS-Quotienten von mindestens 1 zu erreichen. Für einige Patienten mit Hyperlipidämien müssen diese Empfehlungen noch weiter modifiziert werden. Es gilt festzuhalten, daß die Ernährungsumstellung zur Senkung der Blutfettspiegel in der

Bevölkerung und in Risikogruppen als alleinige Maßnahme zur Reduktion atherosklerotischer Komplikationen nicht ausreicht.

Hier kommen wir zum Problem der *Bewegungsarmut*. Vermehrte körperliche Aktivität in Beruf und Freizeit beeinflußt ohne Zweifel zahlreiche Risikofaktoren der Arteriosklerose in günstigem Sinne (Tabelle 4). Körperliche Aktivität hilft Übergewicht abbauen und dessen Entstehung zu verhindern, beeinflußt Plasmalipid- und Blutzuckerspiegel und senkt den Blutdruck. Zahlreiche epidemiologische Untersuchungen haben den positiven Einfluß der körperlichen Aktivität im Rahmen beispielsweise der Herzinfarkt-Todesfälle bestätigt. Neben einer Ökonomisierung der Herzarbeit kommt es zu einer Dämpfung überschießender vegetativer Reaktionen und einer Hemmung der Katecholamin-Freisetzung. Von besonderem Interesse

Tabelle 4. Körperliche Leistungsfähigkeit und Risikofaktoren. Die mit * bezeichneten Werte sind signifikant höher als die betreffenden Werte der letzten Zeile, also der Versuchspersonen mit ausgezeichneter Leistungsfähigkeit. (Nach COOPER et al., 1976)

Leistungsfähigkeit	Cholesterin	Triglyceride	Blutzucker	Harnsäure	Systol. RR	Körperfett
Sehr schlecht	230*	117*	111*	6,7*	128*	26%
Schlecht	233*	164*	107*	6,8*	125	25%
Ordentlich	227	139*	106	6,7*	124	24%
Gut	225	119	105	6,5	123	22%
Ausgezeichnet	221	98	103	6,4	123	21%

Tabelle 5. Lipoproteine bei Sportlern. (Nach WOOD et al., 1976)

	Alter	Triglyceride	Gesamt-Cholesterin	LDL	HDL
Sportler n = 41	47	70	200	125	64
Kontrollen n = 147	47	146	210	139	43

sind Effekte auf Fettstoffwechselparameter. Personen, die regelmäßig Sport treiben, sind sehr viel weniger adipös als altersgleiche Kontrollpersonen. Bezüglich der Lipoproteinfraktionen wissen wir heute, daß in erster Linie Beta- und Prä-Beta-(LDL- und VLDL-)Lipoproteine und wahrscheinlich Chylomikronen Risikocharakter haben, während Alpha-(HDL-)Lipoproteine die Inkorporation von Cholesterin in Gefäßwandzellen hemmen und den Abtransport von Cholesterin begünstigen können. Tabelle 5 gibt die Befunde von WOOD et al. (1976) wieder, denen zufolge nur bei geringgradigen Unterschieden der Gesamtcholesterin-Konzentration signifikant niedrigere LDL- und höhere HDL-Werte bei den untersuchten Langläufern gefunden wurden. Es darf allerdings darauf hingewiesen werden, daß pathologisch-anatomisch weniger der Unterschied in der Ausprägung der Koronarsklerose als vielmehr in der geringeren Zahl und Größe der Herzmuskelnarben bei den aktiveren Gruppen besteht und daß auch intensivste sportliche Aktivität in der Jugend nicht vor dem Infarkt schützt, wenn diese nicht ein Leben lang kontinuierlich fortgesetzt wird.

Es werden folgende protektive Effekte der körperlichen Aktivität diskutiert:

a) Eine verbesserte Vaskularisation des Herzens,
b) Ein Schutz vor Rhythmusstörungen,
c) Eine verbesserte kardiovaskuläre und myokardiale Leistungsfähigkeit,
d) Bessere Gerinnungsparameter,
e) Beeinflussung etablierter koronarer Risikofaktoren.

Der Risikofaktor *Streß* hat sicher eine Bedeutung als auslösender Faktor bei einer vorliegenden organischen Gefäßerkrankung, jedoch sind bis heute keine qualitativen und quantitativen Erfassungsmöglichkeiten vorhanden, womit der Stellenwert weiterhin umstritten bleibt.

Besonderes Interesse gebührt einem erst seit kurzem bekannten Risikofaktor, nämlich den *Ovulationshemmern*. Im Oktober 1977 wurde die groß angelegte, über 10 Jahre gehende Studie der englischen Praktiker abgeschlossen, die folgende Ergebnisse erbrachte:

a) Bei einer 2–5jährigen Einnahme der Pille waren Todesfälle von seiten
   des Herz-Kreislauf-Systems fünfmal häufiger als bei der Kontrollgruppe.
b) Bei über fünfjähriger Pilleneinnahme, und zwar kontinuierlich appliziert, stieg die Morbiditätsrate auf das Zehnfache an, und
c) die Gesamtmortalität bei Frauen, die jemals die Pille genommen haben, war um 40% höher als in der Kontrollgruppe.

Der mögliche Mechanismus, der über eine Thrombose zum Gefäßverschluß führt, geht über eine Erniedrigung der HDL-Fraktion. Es
handelt sich um eine prospektive Studie, die 200000 Frauen in der
Zeit von 1968–1976 erfaßte, wobei 46000 ausgewertet werden
konnten.

Wenn auch die Interpretation mit gebotener Vorsicht erfolgen muß
und weitere dementsprechende Untersuchungen abzuwarten sind,
sollte in Zukunft doch – für die Praxis gesehen – eine strenge Indika-
tionsstellung für Ovulationshemmer erfolgen.

Die Tatsache, daß noch zahlreiche Schritte in der Ätiologie und Pathogenese der Arteriosklerose aufzuklären sind, sollte nicht davon
abhalten, bereits Bekanntes für die ärztliche Arbeit nutzbar zu ma-
chen. Dabei müssen die Schwierigkeiten, die sich der in erster Linie
erforderlichen Umstellung der Lebensweise entgegenstellen, reali-
stisch gesehen und ihre Überwindung durch entsprechende Hilfen
erleichtert werden. Die aktive Mitarbeit des Patienten in der primären Prävention ist unumgänglich und setzt voraus, daß dieser als
Partner und nicht als Objekt der Therapie angesehen wird. Sowohl
die individuelle Beratung mit maßgeschneiderten Empfehlungen als
auch verhaltenstherapeutisch orientierte Programme in Gruppen,
z. B. zur Raucherentwöhnung und Gewichtsreduktion, haben sich
bewährt.

4.2 Pathogenese

Die Arterienwand kann schädigende Einwirkungen nur mit einer
beschränkten Anzahl von Strukturveränderungen beantworten. Dieser ziemlich einheitlichen Reaktionsweise steht eine Vielzahl von

26

Noxen gegenüber, deren ätiologische Bedeutung oft schwer zu erfassen ist.

Voraussetzung für die Entstehung der frühen atherosklerotischen Läsion ist eine *Endothelschädigung.* Diese Schädigung ist meistens herdförmig und wird durch mechanische Reize wie Druck und Turbulenzen, durch chemische Reize aus Inhaltsstoffen des Zigarettenrauches, sowie durch immunologische oder toxische Reize bewirkt. Infolge der Endothelschädigung kommt es zur Thrombozytenaggregation an freiliegendem, subendothelialen Gewebe und zum Eindringen von Plasmabestandteilen, besonders von Lipoproteiden. Diese Vorgänge üben einen Proliferationsreiz auf die glatten Muskelzellen in der Intima aus. Sie bewirken so die Einwanderung von weiteren Muskelzellen aus der Media. Folge ist eine vermehrte Synthese von Kollagen, Elastin und Mucopolysacchariden, verbunden mit einer intra- und extrazellulären Lipidablagerung, und somit die Entstehung der atherosklerotischen Läsion.

Die Atherosklerose ist keine Alterskrankheit, ihre klinische Manifestation steht aber am Ende eines meist längeren Entwicklungsprozesses. Das Krankheitsbild tritt zu einem Zeitpunkt auf, an dem der pathologische Gefäßprozeß bereits abgeschlossen ist (Abb. 9), d. h. das Endstadium der Atherosklerose kann u. U. erst das Anfangsstadium des klinischen Bildes darstellen.

Kurz skizziert dürfte man sich die Vorgänge, die von einer Frühläsion zu einer Plaque führen, wie folgt vorstellen: Verschiedenartige Insulte oder Noxen, die entweder vom Blut stammen oder hämodynamisch bedingt sind oder die der Gefäßwand entspringen, können die Integrität des Endothels oder die darunterliegende Intima beeinträchtigen. Dem Endothelschaden folgt entweder eine Permeabilitätsstörung mit *Insudat und/oder ein Mikrothrombus.* Ist die Intima anstelle des Endothels primär betroffen, »speichern« die Myozyten Fett und werden zu *myogenen Schaumzellen.* Die entsprechenden Stellen sind als »gelbe Streifen« erkennbar.

Anfangs dürften alle drei Frühläsionen völlig reversibel sein, d. h. der Mikrothrombus durch Lyse, das Insudat durch Resorption und das Fett in den Myozyten durch Metabolisierung. Erfolgt die Rückbildung einer Frühläsion nicht, kommt es nicht nur fortschreitend zu denselben pathophysiologischen Veränderungen, sondern es werden auch pathologische Veränderungen induziert, die den zwei anderen

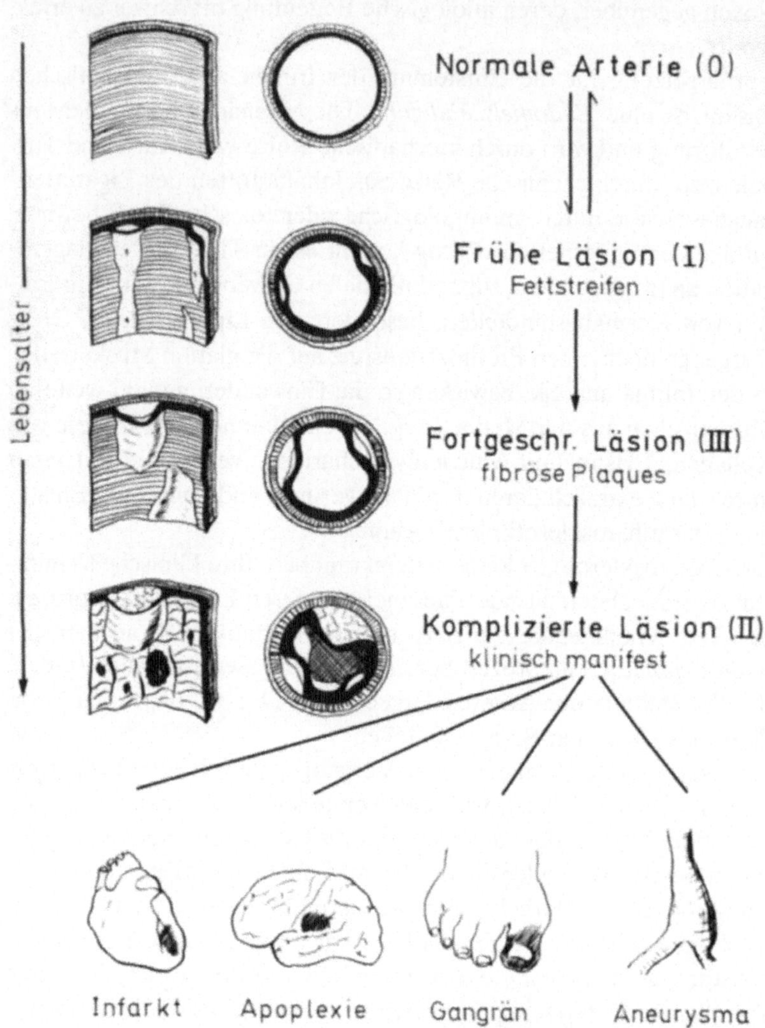

Abb. 9. Graphische Darstellung der Atherosklerose-Stadien (WHO)

Formen der Frühläsion zugrundeliegen. Solche Läsionen werden nun noch komplexer durch das Einsetzen reparativer Prozesse. Diese bestehen aus der Proliferation von Myozyten und der damit einhergehenden Neubildung von Bindegewebe. Die über 15–20 Jahre sich erstreckenden und sich gegenseitig induzierenden drei grundsätzlichen Gewebsreaktionen (Insudat, Thrombose, fettige Myozytendegeneration) führen zur Entstehung *weißgrauer Plaques*. Diese verdanken ihr weiteres Wachstum wiederum denselben drei Grundreaktionen sowie der nachfolgenden Organisation.

In allen Phasen der arteriosklerotischen Gewebsvorgänge spielen die glatten Muskelzellen der Intima eine bestimmende Rolle. Ihre fettige Degeneration ist die Grundlage der gelben Streifen. Dank ihrer Proliferationsfähigkeit werden aber nicht nur myogene Schaumzellen dieser Streifen ersetzt, sondern auch neue Myozyten gebildet sowie Insudat und Thromben organisiert. Die Besonderheit dieser Organisation besteht darin, daß sie ohne Gefäßbeteiligung erfolgt und sämtliche Bindegewebselemente von den Myozyten neu gebildet werden (HAUST, 1978).

Neben der Lipidtheorie gewinnen zur Zeit wieder die thrombolytischen Prozesse, wie Adhäsion und Aggregation von Blutplättchen oder Fibrinablagerung, immer mehr an pathogenetischer Bedeutung (BAUMGARTNER, 1978). Die Erkenntnis, daß wandständige Thromben wesentlich zur Pathogenese der Arteriosklerose beitragen, geht auf ROKITANSKY zurück. Danach werden Fibrin und geformte Elemente des Blutes, die an der Wand haften, organisiert und in die Wand eingebaut. Es ist nicht bewiesen, daß solche Prozesse initial pathogenetisch bedeutsam sind. Dagegen ist unbestritten, daß sich auf dem Boden arteriosklerotisch veränderter Gefäße vermehrt Thromben bilden, daß diese von der Wand her organisiert werden und somit zur Wandverdickung, also zur Progredienz einer bereits bestehenden Arteriosklerose, beitragen können.

Die Voraussetzungen für die Entstehung arterieller Thromben sind Blutstase oder stark verlangsamte Strömung mit Fibrinbildung. Je rascher das Blut fließt, d. h. je größer die Schergeschwindigkeit des Blutes an der Gefäßwand ist, desto mehr Blutplättchen kommen in unmittelbare Nähe zur Wand und können mit Komponenten der Gefäßwand reagieren. Die Blutschergeschwindigkeit ist proportional dem Durchmesser des Gefäßes. Eine Stenose wird demnach auch unter noch laminaren Strömungsbedingungen zu vermehrten Kollisionen geformter Blutelemente mit der Wand führen. Wirbelbildungen, vor allem im poststenotischen Bereich, können thrombotische Prozesse ebenfalls fördern. Haften einmal Plättchen an der Wand, so wachsen von ihnen ausgehende Mikrothromben schneller bei hohen Schergeschwindigkeiten.

Ob Blutplättchen an der Gefäßwand haften oder Fibrin gebildet wird und sich an der Gefäßwand abscheidet, hängt auch von der chemischen und physikalischen Beschaffenheit der Gefäßinnenfläche ab. Ein intaktes und funktionstüchtiges Gefäßendothel ist der beste Schutz vor Thrombose. Erst eine Verletzung der Integrität des Endothelzellverbandes löst thrombotische Prozesse aus. Dabei erwiesen sich fibrilläre Kollagene (insbesondere Typ I und Typ III) als besonders thrombogen. Ein rauhes Netzwerk kollagener Fibrillen ist wesentlich thrombogener als eine glatte Kollagenoberfläche.

Die Meinungen differieren jedoch über die Ursachen der Proliferation glatter Muskelzellen. Einmal wird im Rahmen der sog. *»Heilungstheorie«* die Migration und Proliferation von glatten Muskelzellen als eine Reparationsleistung der Gefäßwand gesehen. Voraussetzung ist eine umschriebene Verletzung der Gefäßwand, insbesondere des Epithels.

Zum anderen wäre die *»Plättchentheorie«*, auch als »spezielle Heilungstheorie« anzusehen, zu nennen. Sie wurde 1974 erstmals von Ross formuliert: Blutplättchen, die an der Gefäßwand haften, setzen einen hormonähnlichen Wachstumsfaktor frei, der den Muskelzellen nahe der Haftungsstelle das Signal gibt, zu proliferieren. Hat der Plättchenwachstumsfaktor eine Muskelzelle erreicht, so ist die weitere Anwesenheit des Plättchens nicht mehr notwendig, um einen Proliferationszyklus auszulösen. Im Unterschied zur »Thrombosetheorie« ist dabei der Einbau von thrombotischem Material in die Gefäßwand zur Entwicklung einer Läsion nicht mehr Voraussetzung. BENDITT u. BENDITT formulierten 1973 erstmals die sog. *»mutagene Theorie«.* Danach beruht die lokale Proliferation glatter Muskelzellen auf einer Transformation einzelner Zellen. Eine genetisch alterierte Zelle vermehrt sich – im Sinne eines benignen Tumors – ungehemmt und führt zur Ausbildung umschriebener Intimapolster. BENDITT und BENDITT (1973) glauben, daß toxische Umweltfaktoren oder Viren, evtl. auch eine genetische Prädisposition, Anlaß zu einer Transformation geben können. Diese These ist nicht unwidersprochen geblieben.

5 Pathophysiologie

Unter normalen Bedingungen beträgt die Mehrdurchblutung etwa das Zehn- bis Zwanzigfache der Ruhedurchblutung, bedingt durch eine maximale Dilatation vorher enggestellter Arteriolen. Unter pathologischen Bedingungen – bei Stenosierung oder Obliteration der großen zuführenden Arterie – wird auf Kosten der Durchblutungsreserve mittels einer Weitstellung der Arteriolen die Ruhedurchblu-

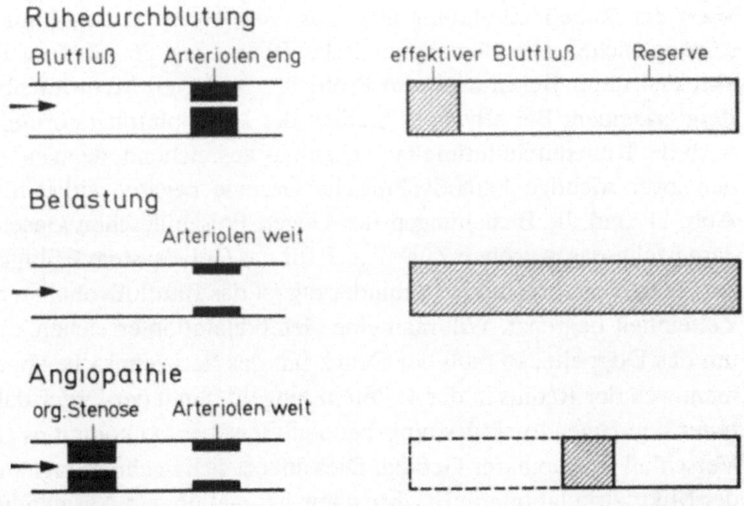

Abb. 10. Schematische Darstellung der Beziehungen zwischen Arteriolenstellung und Blutfluß. Während die gesunde Extremität unter Belastung ihre Durchblutungsreserve mittels Arteriolenweitstellung voll einsetzen kann, hat die durchblutungsgestörte Extremität zur Sicherstellung des Ruheblutflusses ihre Durchblutungsreserve weitgehend eingebüßt

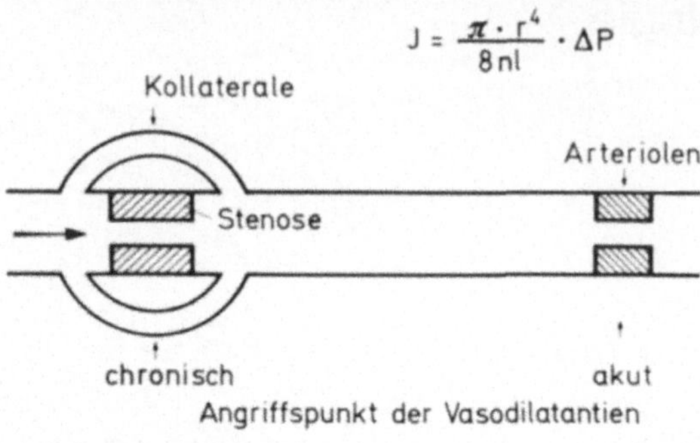

Abb. 11. Das Hagen-Poiseuillesche Gesetz und die Angriffsmöglichkeiten der Vasodilatantien

tung garantiert, womit gleichzeitig eine Erniedrigung des peripheren Widerstandes verbunden ist (Abb. 10).

Im Rahmen dieses Kompensationsmechanismus kommt es mit der Zeit zu einem zunehmenden Verlust der Vasomotion. Es tritt eine zunehmende Fixierung dieses Zustandes ein. Deshalb besagt der Wert der Ruhedurchblutung über das Ausmaß der Durchblutungsstörung nichts. Die hämodynamische Bedeutung der Stenose läßt sich erst unter Belastungen im Profil der reaktiven Mehrdurchblutung erkennen. Bei schweren Stadien der Durchblutungsstörung ist auch die Ruhedurchblutung nur scheinbar ausreichend, denn es werden zwei wichtige hämodynamische Gesetze negativ wirksam. In Abb. 11 sind die Beziehungen des Hagen-Poiseuilleschen Gesetzes dargestellt, das in groben Zügen auch für das Gefäßsystem Gültigkeit hat. Durch die organische Behinderung ist das Blutflußvolumen pro Zeiteinheit begrenzt. Will man eine Gefäßdilatation erreichen, etwa um das Doppelte, so muß der Druck um das Sechzehnfache abnehmen, weil der Radius in der 4. Potenz eingeht. Sinkt der Druck dabei unter den Eigendruck des umgebenden Gewebes, so kommt es zum Verschluß präkapillärer Gefäße. Dies äußert sich in einer Stagnation der Mikrozirkulation mit Erythrozytenaggregation und Ansammlung saurer Stoffwechselprodukte. Klinisch äußern sich diese Verhältnisse in Röte, Ödem, Ruheschmerz und evtl. Ausbildung von Nekrobiosen in der betreffenden Extremität. Erschwerend kommen in dieser Situation die Auswirkungen des Bernouilleschen Gesetzes hinzu. Danach ist das Produkt von Frontaldruck und Lateraldruck konstant, das würde bedeuten: sobald das Ruheblutvolumen in ein zu weit gestelltes Endstrombahngebiet fließt, nehmen vorwärtsgerichteter Druck ab und lateraler Druck zu. Die Überwindung dieses kritischen Gewebsdruckes (»critical closing pressure«) benötigt einen wesentlich höheren Schubdruck (»critical opening pressure«).

Für den hämodynamischen Effekt einer Gefäßstenose oder eines Gefäßverschlusses spielen die funktionelle und morphologische Adaptation, zeitliche und topographische Verhältnisse sowie die Stoffwechselintensität des betreffenden Organs eine Rolle. Vorrangige Bedeutung kommt dabei dem vorhandenen und ausbaufähigen Kollateralkreislauf zu, wobei hier wieder die Geschwindigkeit des Eintritts einer Gefäßveränderung relevant ist. Für die Ausfallerscheinungen sind neben dem Geschwindigkeitseintritt Ausdehnung und Ausmaß der Wandveränderungen wichtig. Bei den großen Beinarterien ist deshalb eine Lumeneinengung bis zu 75% gewöhnlich nicht mit einer Einschränkung der Durchblutungsreserve und schon gar nicht mit einer Änderung des Druckgefälles verbunden. Somit ist die des öfteren ersichtliche Diskrepanz zwischen erheblichem pathologisch-anatomischen Befund und Fehlen jeglicher klinischer Anzeichen immer wieder überraschend, aber erklärbar.

Eine stärkere Einengung des Gefäßlumens führt im allgemeinen zu einer Herabsetzung der Durchblutung. Die Folge ist eine Störung des lokalen Stoffwechsels durch den verminderten Transport von sauerstoff- und energiereichen Substraten. Dies wiederum führt zu einer Störung der Zellfunktion durch mangelnden Nachschub und evtl. zu Zelluntergang, der Nekrose (Abb. 12).

Der allmählichen Entwicklung eines arteriellen Verschlußes entspricht zunächst nur eine Einschränkung der Durchblutungsreserve, d. h. der Fähigkeit, die Durchblutung maximal zu steigern und somit dem entsprechenden Bedarf anzupassen. Damit manifestiert sich eine arterielle Verschlußkrankheit im frühen Stadium nur in Perioden erhöhten Sauerstoffbedarfs, so bei Arbeitsbelastung als intermittierende Störung der Durchblutung. Klinisch zeigen sich diese Perioden als intermittierendes Hinken der Extremität oder andererseits als Angina pectoris bei Belastung. Schreitet der Verschlußprozeß fort und kann auch der normale Ruhestoffwechsel des Gewebes nicht mehr durch Oxydation oder Glykolyse aufrechterhalten werden,

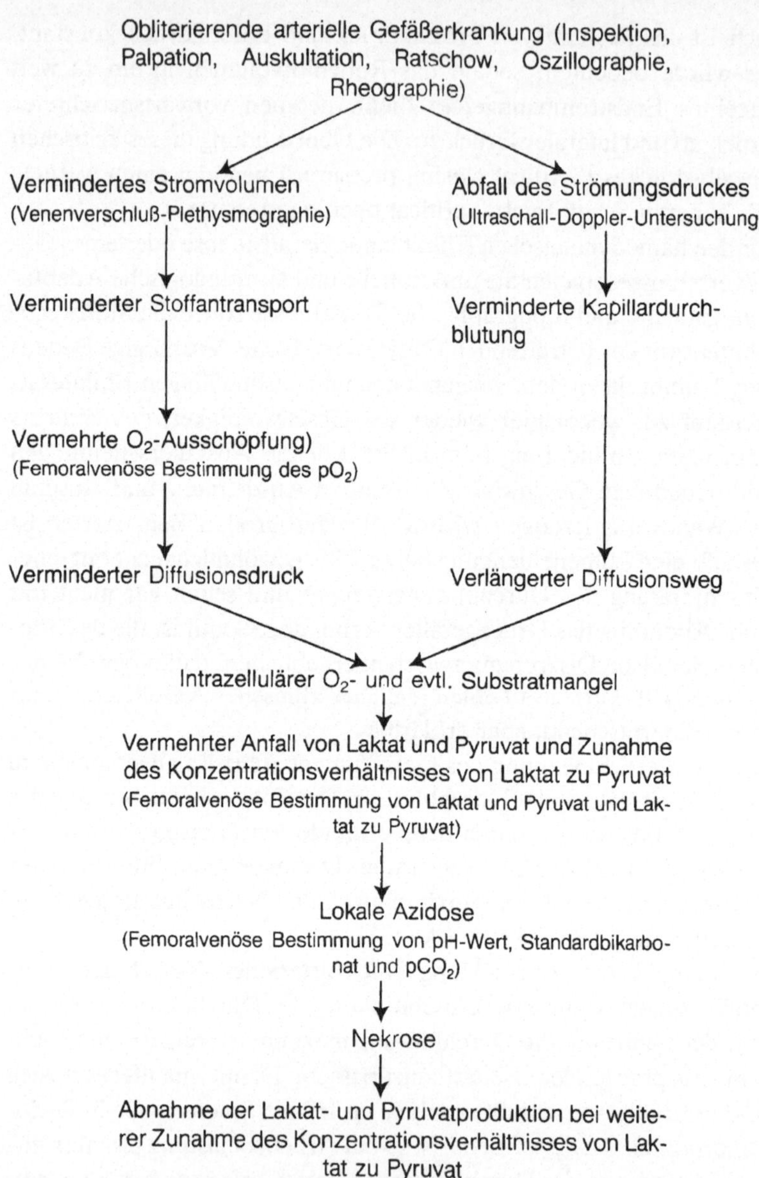

Abb. 12. Schema der formalen Pathogenese der peripheren arteriellen Verschlußkrankheit mit Nachweis durch die verschiedenen Untersuchungsmethoden

kommt es zu chronischer Ischämie und schließlich zur Nekrose. Grundsätzlich unterscheidet man dabei drei Formen der Durchblutungsstörung: die Ischämie, die Läsion, die Nekrose. Erstere sind reversible Vorgänge, während die Nekrose einen irreversiblen Zustand mit Substanzverlust darstellt.

Die wichtigsten *Kompensationsmechanismen* sind Entwicklung eines Kollateralkreislaufes und Reduzierung des Widerstandes peripher des Verschlußes. Dies wird über nervale und humorale Mechanismen reguliert, wobei der metabolischen Azidose eine vorrangige Bedeutung zukommt. Durch die hämodynamisch wirksame Stenose entsteht ein höherer Druckgradient, der eine erhöhte Blutströmung in den präformierten Kollateralen der Stenose von proximal nach distal bewirkt. Dadurch entsteht ein adäquater Wachstumsreiz zur Ausbildung eines funktionstüchtigen Kollateralkreislaufes. Gleichzeitig geht eine Abnahme der örtlichen Viskosität einher. Andererseits steht fest, daß viele Gefäßstenosen oder sogar totale Verschlüsse die Funktion des betreffenden Organes in keiner Weise beeinflussen. Die Blutversorgung hängt nicht nur vom Ausmaß der Gefäßeinengung – wie eben dargelegt – sondern von der tatsächlichen funktionellen Wirksamkeit der Kollateralen ab. Die verschiedenen Gefäßregionen zeigen dabei ganz verschiedene anatomische Vorbedingungen für die Entwicklung dieses außerordentlich wichtigen Kompensationsmechanismus. Von klinischer Bedeutung ist weiterhin die Tatsache der unterschiedlichen Pathokinetik der Arteriosklerose. Es gibt in Schüben verlaufende als auch chronisch progrediente Formen neben stationären und foudroyanten Verläufen.

6 Diagnostik

6.1 Lokalisation, Stadieneinteilung und klinische Symptomatik

6.1.1 Lokalisation

Bemerkenswert ist, daß in nahezu 90% aller Fälle ausschließlich die unteren Extremitäten durch eine obliterierende Arteriosklerose befallen werden (Abb. 13). Man nimmt an, daß der hydrostatische Druck hierbei von ausschlaggebender Bedeutung ist.
In den unteren Extremitäten werden 3 Lokalisationsformen unterschieden:

a) *der Beckentyp*, der etwa ¹/₃ aller Fälle ausmacht. Eingeschlossen ist darin auch der distale Aortenverschluß unterhalb der Nierenarterien (Leriche-Syndrom).
b) *Der Oberschenkeltyp*, der bei etwa der Hälfte der Fälle auftritt und vorwiegend (zu etwa 95%) die A. femoralis superficialis betrifft und
c) *der periphere Typ*, der noch weiter in Unterschenkeltyp und peripherakralen Typ differenziert werden kann.

Sehr viel häufiger als bisher angenommen treten jedoch kombinierte Obliterationen verschiedener Lokalisation auf.

6.1.2 Stadieneinteilung

Nach FONTAINE werden 4 Schweregrade einer AVK unterschieden (Tabelle 6).

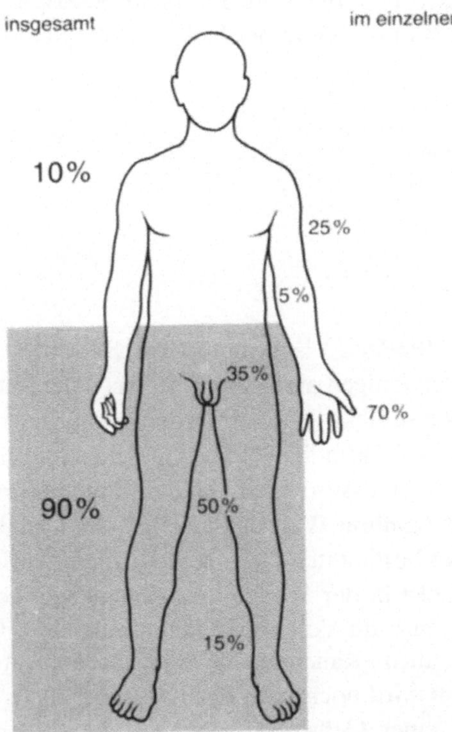

Abb. 13. Verteilung der Häufigkeit arteriosklerotischer Gefäßerkrankungen an den oberen und unteren Extremitäten

Tabelle 6. Schweregrade der peripheren arteriellen Verschlußkrankheit nach FONTAINE

Stadium I	beschwerdefrei
Stadium II	Belastungsschmerz, Claudicatio intermittens
Stadium IIa	Gehstrecke über 200 m
Stadium IIb	Gehstrecke unter 200 m
Stadium III	nächtliche Ruheschmerzen
Stadium IV	Nekrobiosen bzw. Gangrän

Neben den rein klinischen Schweregraden nach FONTAINE läßt sich noch eine Unterteilung in mehr deskriptiver und praxisverbundener Form in der Güte des Kollateralkreislaufes ausdrücken:

Das **Stadium I** ist symptomfrei. Es wird gelegentlich anläßlich einer anderweitigen ärztlichen Untersuchung festgestellt und ist durch fehlende subjektive Beschwerden gekennzeichnet. Dennoch gibt es für dieses Frühstadium einige klinische Hinweiszeichen wie Kältegefühl, Sensibilitätsstörungen und evtl. Potenzstörungen.

Das **Stadium II** ist das Stadium der Claudicatio intermittens. Nach einer bestimmten Gehstrecke tritt ein typischer Belastungsschmerz – zumeist in der Wade – in Abhängigkeit von der Verschlußlokalisation auf. Im Volksmund nennt man zutreffenderweise diese Krankheit auch »Raucherbein« oder »Schaufensterkrankheit«. Dieses Stadium wird noch nach der Länge der Gehstrecke in ein Stadium IIa mit einer Gehstrecke über 200 m und ein Stadium IIb mit einer Gehstrecke unter 200 m unterteilt, was vorwiegend therapeutische Konsequenzen hat.

Das **Stadium III** ist gekennzeichnet durch den nächtlichen Ruheschmerz. Hier reicht die Ruhedurchblutung in Horizontallage nicht mehr aus, weil der sog. kritische Verschlußdruck unterschritten wird. Dieser nächtliche Schmerz bereitet dem Patienten unerträgliche Beschwerden und wochenlange Schlaflosigkeit. Besserung läßt sich mitunter durch Herabhängenlassen des Beines erzielen (Ödembildung!). Charakteristisch ist desweiteren die kurzfristige Besserung nach Aufstehen und Umhergehen. Die Schmerzen lokalisieren sich vor allem im Vorfuß und in den Zehen, in fortgeschrittenen Stadien in den Fersen und im Wadenbereich. Sie sind zumeist verbunden mit einem Kälte- und Taubheitsgefühl.

Das **Stadium IV** ist charakterisiert durch zusätzliche trophische Störungen, den Nekrobiosen in Form von Ulzerationen, trockener oder feuchter Gangrän. Sehr häufig finden sich Hautdefekte, Erosionen und Ulzerationen auch in den Interdigitalräumen, oft superinfiziert. Nekrosen können zu zusätzlichen Hautveränderungen führen und die zugrundeliegende Ursache verschleiern. Ulzerationen und Gangrän treten häufig auch in unmittelbarer Nähe des Nagelbettes auf, gelegentlich als Folge von Druck bei zu engem Schuhwerk. Häufig ist die Ulzeration auch Folge eines Traumas, mechanisch oder thermisch ausgelöst. Sie kann aber auch Endzustand einer bakteriellen Infektion oder einer Mykose sein.

Während Kältegefühl und Sensibilitätsstörungen in allen Stadien der AVK auftreten können, sind Veränderungen des Hautkolorits auf die Stadien III und IV beschränkt. Typisch sind die blasse, mitunter leicht zyanotische oder marmorierte Hautfarbe und die deutlich erniedrigte Hauttemperatur. Dieser Befund tritt beim Anheben der betroffenen Extremität meist noch deutlicher hervor. Die Akren erscheinen dabei blaß, zyanotisch oder livid verfärbt. Im Stadium IV kann eine Atrophie der Muskulatur mit Verlust des Muskeltonus hinzukommen. Bei länger bestehendem Krankheitsbild findet man regelmäßig eine Osteoporose. Ein begleitendes Ödem als Folge der arteriellen Insuffizienz, eine begleitende Venenthrombose oder eine sekundäre Lymphangitis bei infizierten Ulzerationen oder bei Gangrän können das Krankheitsbild komplizieren.

Jedem Erfahrenen ist aber bekannt, daß es sich bei der eben dargelegten Stadieneinteilung nur um eine klinische Grobeinteilung handelt.

Bei der chronischen arteriellen Verschlußkrankheit besteht eine langsame Entwicklung der genannten Symptome (Kältegefühl, Parästhesie, schmerzbedingte Verkürzung der Gehstrecke, Ruheschmerz ect.), beim akuten arteriellen Verschluß handelt es sich um schlagartig auftretende Beschwerden, die in Kapitel 12 (»Der akute Gefäßverschluß«) beschrieben werden.

6.1.3 Klinische Symptomatik

AVK der aorto-iliacalen Gefäße. Ein totaler Verschluß der distalen Aorta unterhalb der Nierenarterie, zumeist auf thrombotischer Grundlage, wird als *Leriche-Syndrom* bezeichnet. Er ist durch einen klammerartigen Schmerz der Beckenmuskulatur gekennzeichnet, der häufig in die Oberschenkel ausstrahlt. Dieser Verschlußtyp bewirkt, ebenso wie die doppelseitige Obliteration der großen Beckenarterien, Impotenz.

Außer den typischen Claudicatio intermittens-Beschwerden können bei einer Obliteration einer Beckenachse abdominelle Schmerzen beim Gehen auftreten, die analog dem subclavian steal syndrome als *mesenteric steal syndrome* oder *aorto-iliac steal syndrome* bezeichnet werden. Dieser nachgewiesene Kollateralkreislauf entzieht das Blut der A. mesenterica inferior über die A. rectalis superior – A. rectalis inferior – A. iliaca interna zugunsten der Beinmuskulatur.

AVK der femoro-poplitealen Gefäße. Durch den meistens die A. femoralis superficialis betreffenden Arterienverschluß entstehen die typischen Claudicatio intermittens-Beschwerden. Es gilt als Regel, daß der Verschluß etwa 2 Handbreit über der Stelle sitzt, wo die Beschwerden subjektiv in Erscheinung treten.

AVK der peripher-akralen Gefäße. Hier unterscheiden wir einen *Unterschenkeltyp* mit Befallensein einer oder mehrerer Unterschenkelarterien und einen *peripher-akralen* Typ mit Verschluß der A. dorsalis pedis. Abzugrenzen davon ist die *Mikroangiopathia diabetica*. Bei diesen peripheren Typen findet sich überzufällig häufig ein Diabetes mellitus. Klinisch steht ein Kältegefühl des Fusses und an den Zehen im Vordergrund, weniger häufig werden Schmerzen in der Fußsohle beim Gehen angegeben. Die Neigung zu frühzeitig auftretenden Ulzerationen im Akralbereich ist evident. Bei der ausschließlich auf den Diabetes mellitus zurückzuführenden peripher-akralen Form der Angiopathia diabetica ist folgende Trias kennzeichnend:

- tastbarer Puls
- fehlende Claudicatio intermittens
- Nekrobiosen, die zumeist schmerzlos sind und eine erhöhte Infektiosität aufweisen.

6.2 Differentialdiagnose des Extremitätenschmerzes

Häufige Fehldeutungen sind *vertebragene Beschwerden* und Entzündungsschmerzen verschiedener Genese im Bereich der unteren Extremitäten und im Beckenbereich, wie Coxarthritis, Coxarthrose, LWS-Syndrom. Von besonderer Wichtigkeit sind im Verdachtsfalle stets Nachforschungen in Richtung degenerativ bedingter Bandscheibenläsionen mit Gefügelockerungen im Sinne einer Pseudospondylolysthesis oder Retrolysthesis. Derartige degenerative Veränderungen können klaudikationsartige Beschwerden am ehesten nachahmen und sind auch heute noch häufig genug Ursache für die Fehldiagnose einer AVK. In diesem Falle müssen ausnahmslos Röntgenaufnahmen der distalen Wirbelsäule – möglichst auch mit Beckenübersicht – angefertigt werden.

Im Bereich des Oberschenkels können LWS-Syndrom, Ischialgie, Myositis, Neuritis, Pannikulitis, nach distal hin eine Arthritis, können Senkfüße, Osteoporose, Phlebothrombose oder falsches Schuhwerk Anlaß zu Fehlinterpretationen geben. Namentlich auf statische Beschwerden ist zu achten. Aber auch Entzündungsschmerzen, Polyneuropathien verschiedener Genese (Diabetes mellitus, Alkoholabusus, Neurolues) können ebenso wie schmerzhafte Mißempfindungen durch Nervenkompressionen in Betracht kommen.

Im Unterschenkel sind sehr häufig nächtliche Wadenkrämpfe venöser Genese Ursache von Fehldeutungen. Seltener können sie auch durch Elektrolytverschiebungen, namentlich durch eine Hypokaliämie, auftreten. »Ruheschmerzen«, die sich beim Gehen anhaltend bessern, sind grundsätzlich nicht auf eine arterielle Durchblutungsstörung zurückzuführen. Abzugrenzen ist insbesondere auch der sog. »Startschmerz« der Arthrosen.

Weiterhin können zentrale Erkrankungen, wie Multiple Sklerose, Hirntumoren, Zustände nach apoplektischem Insult etc. mitunter Ursache von Beschwerden im Extremitätenbereich sein. Eine Übersicht der häufigsten differentialdiagnostischen Erwägungen vermittelt Tabelle 7.

Tabelle 7. Differentialdiagnose der peripheren arteriellen Verschlußkrankheit (AVK)

Vaskuläre Erkrankungen	Nicht-vaskuläre Erkrankungen
Thrombendangiitis obliterans (TAO)	Rheumatischer Formenkreis
Arterielle Embolie	Degenerative Gelenkveränderungen
Primärer Raynaud	Vertebragene Beschwerden
Sekundärer Raynaud (bei Kollagenosen z. B.)	Gicht
Panarteriitis nodosa und andere Formen nekrotisierender Vasculitiden	Ischiadicus-Neuralgie
Akrozyanose, Livedo reticularis	Neuritiden, Polyneuropathien verschiedener Genese
Erythromelalgie	Knochentumoren
Ergotismus	Osteoporose
Venen- und Lympherkrankungen	Osteomyelitis
	Myositis
	Pannikulitis
	Senk-Spreiz-Füße
	Elektrolytverschiebungen
	Erkrankungen des ZNS

6.3 Anamnese und Inspektion

6.3.1 Anamnese

Die Aufgabe der Anamnese ist es, in Kenntnis des klinischen Krankheitsbildes und der pathophysiologischen Gegebenheiten gezielt nach den o. g. Erscheinungen zu fragen. Diese werden dem Patienten mitunter erst dadurch bewußt. Ein Großteil der AVK verläuft langsam und klinisch stumm, ein weiterer Anteil wird in seiner Symptomatik verkannt oder auf andere Begleiterkrankungen bezogen. Besonders ist dies in höherem Alter der Fall, wo die Symptome mehrerer Erkrankungen (LWS-Syndrom, Arthrose etc.) nebeneinander bestehen oder sich überlagern können (Problem der Multimorbidität).
Zum anderen muß einkalkuliert werden, daß viele Menschen heutzutage keine größeren Strecken mehr laufen und demzufolge kein Urteil über ihre eigene Leistungsfähigkeit besitzen. Bei der Claudicatio intermittens muß auf die Gehgeschwindigkeit ebenso geachtet wer-

den wie auf begleitende statische Deformitäten und die kardiopulmonale Leistungsfähigkeit. Ruheschmerzen, die sich durch Gehen bessern lassen, sind nicht durch eine AVK bedingt.

Wie allgemein, liefert bei typischen Erscheinungen die exakt erhobene Anamnese mit großer Sicherheit auf Anhieb die richtige Diagnose. Schubweise Verschlechterungen deuten auf thrombotische Auflagerungen hin und sollten eine unmißverständliche Aufforderung zur Antikoagulation o. ä. sein.

Abgesehen von den spezifischen lokalen Beschwerden muß nach anderen Lokalisationen der Arteriosklerose gefahndet werden, insbesondere nach koronaren und zerebralen Durchblutungsstörungen als auch nach den sog. Risikofaktoren.

6.3.2 Inspektion

Bei der Inspektion ist vor allem eine Farbdifferenz, wie Blässe, insbesondere bei Lageänderungen zu erfassen. Auffällige Befunde werden in der Regel aber erst in fortgeschrittenen Stadien bzw. bei schlechter Kompensation einer AVK geboten. Akrale Läsionen, schlecht heilende Zehenverletzungen, Nekrobiosen und Ulcera cruris arteriosa sowie Muskelatrophien werden ebenfalls auffallen. Trophische Störungen finden sich vorzugsweise an den Akren, nämlich trockene verkrustete Nekrosen an den Zehenkuppen, und Hautdefekte, oft superinfiziert, Erosionen und Ulcerationen in den Interdigitalräumen. Nekrosen können zu zusätzlichen Hautveränderungen führen und die zugrunde liegende Ursache verschleiern. Ulzerationen und Gangrän treten häufig in unmittelbarer Nähe des Nagelbettes auf, gelegentlich als Folge von Druck bei zu engem Schuhwerk. Häufig ist die Ulzeration auch Folge eines Traumas, mechanisch (Pediküre!) oder thermisch ausgelöst. Sie kann aber auch Endzustand einer bakteriellen oder mykotischen Infektion sein.

Während Kältegefühl und Sensibilitätsstörungen in allen Stadien der AVK auftreten können, sind Veränderungen des Hautkolorits vorwiegend auf die Stadien III und IV beschränkt. Typisch sind die blasse, mitunter leicht zyanotische oder marmorierte Hautfarbe und die deutlich erniedrigte Hauttemperatur. Diese Befunde treten beim Anheben der betroffenen Extremität meist noch deutlicher hervor.

Die Akren erscheinen dabei blaß, zyanotisch oder livide verfärbt. Bei
länger bestehendem Krankheitsbild findet man neben der Muskelatrophie regelmäßig auch eine Osteoporose im Röntgenbild. Ein begleitendes Ödem als Folge der arteriellen Insuffizienz, eine begleitende Venenthrombose oder eine sekundäre Lymphangiitis bei infizierten Ulzerationen oder bei Gangrän können das Krankheitsbild
komplizieren.

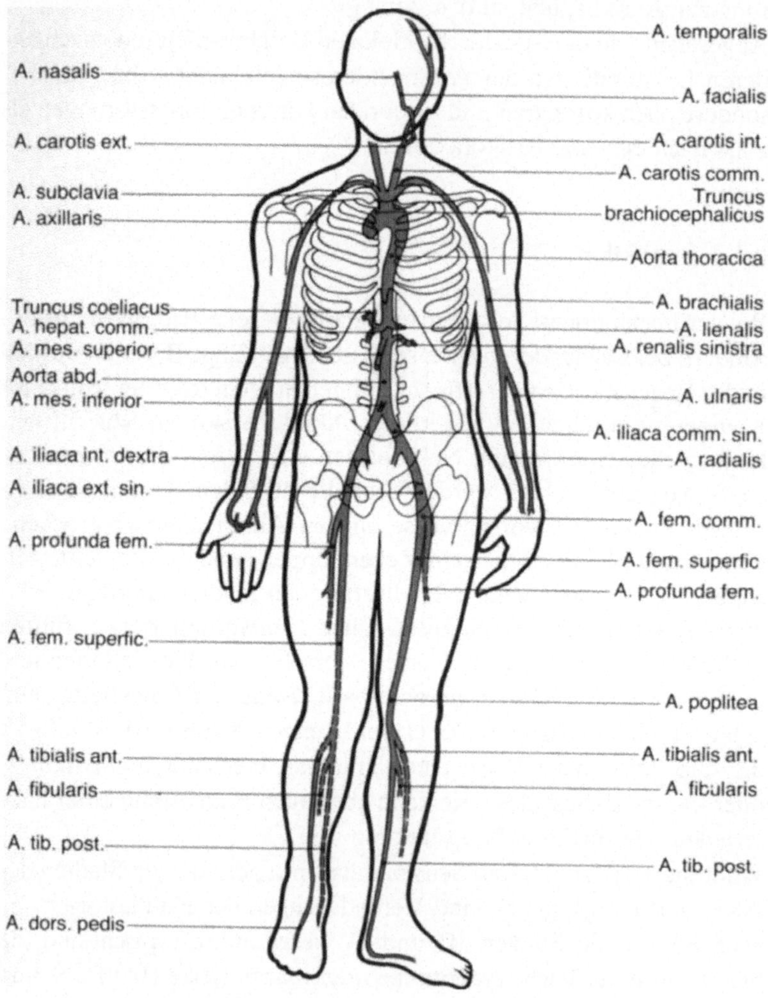

Abb. 14. Die wichtigsten Arterien des menschlichen Körpers

6.4 Pulspalpation

RATSCHOW betonte immer mit Nachdruck, daß Fehlen und krank-
hafte Veränderungen der peripheren Pulse Kardinalsymptome von
Durchblutungsstörungen sind. Er zitierte MORGAGNI (1748), dem die
Schwierigkeit der Pulstastung schon damals bekannt war: »Übrigens

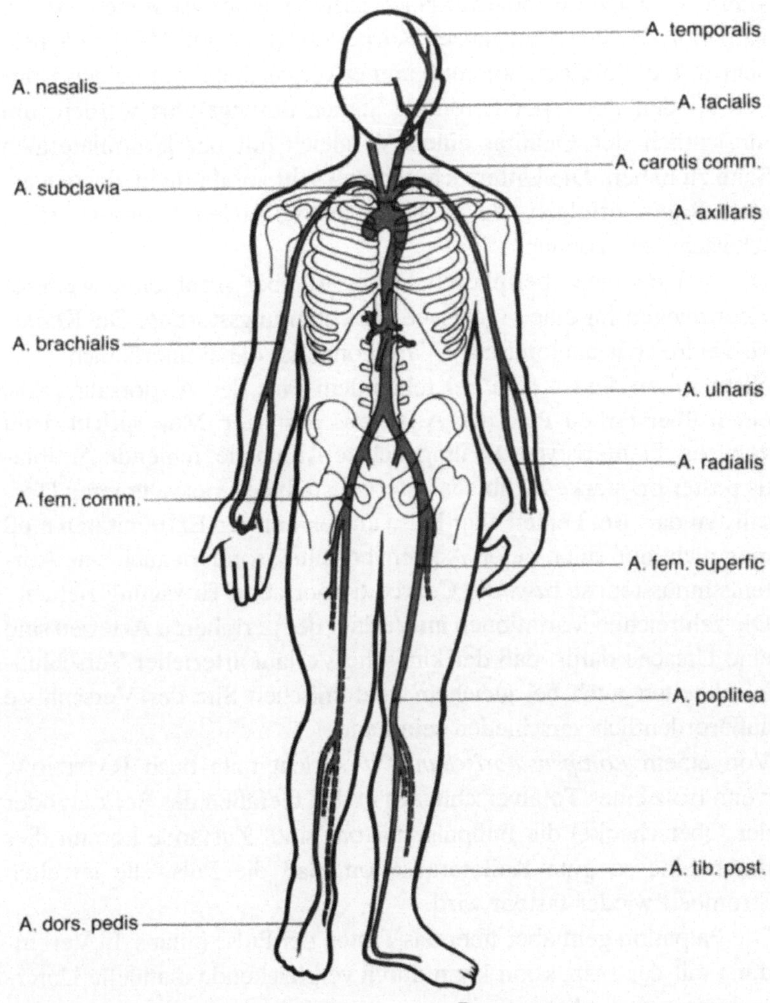

Abb. 15. Die wichtigsten Palpationsstellen des menschlichen Körpers

lassen sich alle Fehler des Pulses wahrnehmen, wenn man mehrere Pulse und jedwede Pulsschläge mit Fleiß beobachtet«.

Jedem länger praktisch tätigen Arzt ist eine gewisse Subjektivität der Pulstastung geläufig. Dabei ist nicht nur von Untersucher zu Untersucher eine Diskrepanz möglich, sondern auch bei ein und derselben Person, so beispielsweise die vorrangige Registrierung des eigenen Pulses nach Kaffeegenuß. Allein durch Pulstastung ist zumeist die klinische Diagnose möglich. Nach Erhebung der Anamnese ist die Palpation der Pulse am ganzen Körper (Abb. 14 und 15) der nächste Schritt. Die Pulspalpation muß immer vergleichend mit beiden Händen an den korrespondierenden Stellen durchgeführt werden, um hinsichtlich der Qualität einen Vergleich mit der kontralateralen Seite zu haben. Die Untersuchung muß sehr sorgfältig in einem warmen Raum erfolgen, da in Kälte die normalen Fußpulse abgeschwächt sein können.

Das Fehlen eines peripheren Pulses ist aber nicht ohne weiteres Kennzeichen für eine organische Durchblutungsstörung. Die Kenntnis zahlreicher anatomischer Variationen ist dabei unerläßlich.

Nicht selten findet man bei fehlendem Puls der A. dorsalis pedis einen überstarken Puls der A. tibialis posterior. Man spricht dann vom sog. Plantaristyp. Die umgekehrte Anomalie, fehlende A. tibialis posterior, starke A. tibialis anterior, stellt den viel selteneren Dorsalistyp dar. Bei Fehlen aller Pulse an den unteren Extremitäten muß man nicht nur einen tiefen Aortenverschluß, sondern auch eine Aortenisthmusstenose bzw. die Coarctatio aortae in Erwägung ziehen.

Die zahlreichen Variationen im Verlauf der peripheren Arterien sind eine Ursache dafür, daß der klinische Verlauf arterieller Verschlußkrankheiten auch bei gleichem anatomischen Sitz der Verschlüsse außerordentlich verschieden sein kann.

Von einem *kompensatorischen Typ* spricht man nach RATSCHOW, wenn trotz eines Totalverschlusses in den Gefäßen des Beckens oder der Oberschenkel die Fußpulse tastbar sind. Zustande kommt dies durch eine so gute Kollateralisation, daß die Pulswelle im alten Strombett wieder tastbar wird.

Die Palpation geht aber über das Tasten der Pulse hinaus. In Verbindung mit der Inspektion kann durch vergleichende manuelle Untersuchung eine vorliegende Temperaturdifferenz vor allem im akralen Bereich, aber auch am Unterschenkel, festgestellt werden. Aufmerksamkeit gebührt dabei auch der Erfassung beginnender Rhagaden und Nekrobiosen, insbesondere an versteckten Stellen. Neben der nicht nur inspektorisch, sondern auch palpatorisch feststellbaren Muskelatrophie bei schweren Formen der Durchblutungsstörung kommt dem sog. Wadendruckschmerz eine besondere Aussagefähigkeit zu, da er einen hohen Grad der Ischämie offenbart.

6.5 Gefäßauskultation und Phono-Angiographie

Eine der einfachsten, aber wichtigsten Methoden ist die direkte Gefäßauskultation. Gefäßgeräusche gelten als ausgesprochene Frühsymptome einer AVK. Es wird über allen Pulspalpationsstellen auskultiert (Abb. 16), und zwar zuerst in Ruhelage und dann nach Belastung (10 Kniebeugen oder Oberkörperbeugen). Für die untere Körperregion gilt die Auskultation der Bauchaorta, der Aa. iliacae, der Aa. femorales entlang der Innenseite der Oberschenkel bis in die Kniekehle. Die Unterscheidung, ob ein Stenosegeräusch mit mehr spindelförmiger oder ein Sklerosegeräusch mit mehr kontinuierlicher

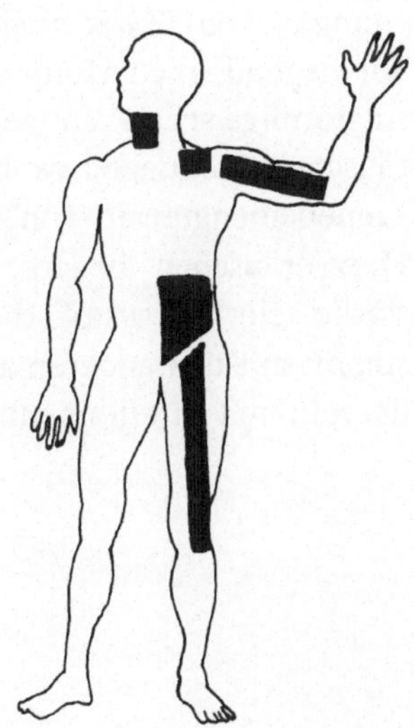

Abb. 16. Darstellung der wichtigsten Auskultationsstellen der Arterien

Verlaufsform vorliegt, ist auch für den Geübten nicht immer möglich. Das Stethoskop muß ohne Druck aufgesetzt werden, um Kompressionsgeräusche, also artefizielle Stenosegeräusche, zu vermeiden.

Die Aufzeichnung von Gefäßgeräuschen ist daher ein gut reproduzierbares objektives Merkmal. Sie dient sowohl dem belegbaren Nachweis einer Stenose, auch einer Sklerose, als auch der Überprüfung einer medikamentösen Beeinflußbarkeit und einer evtl. Rückbildung, häufiger jedoch der Zunahme der Stenosierung durch Progredienz der Grundkrankheit.

Der Wert der phono-angiographischen Betrachtungsweise liegt vor allem in der Beurteilbarkeit des Verlaufes einer Durchblutungsstörung, also in der Längsschnittbetrachtung.

Eine arteriosklerotisch bedingte Einengung des Gefäßlumens verursacht systolische Geräusche, die in der Regel um 2/6–3/6 betragen und ausnahmsweise lautstärker sind und mit Schwirren einhergehen. Entsprechend dem Abstand vom Herzen sind die Geräusche mesobis telesystolisch. Sie beginnen in Höhe der Iliofemoralgefäße um 0,16–0,24 sec nach Q-Beginn, und sie schließen unabhängig von dieser Einfallszeit mit dem T-Ende ab. Nach Angaben von HOLLDAK und WOLF (1956) finden sich derartige Geräusche der Häufigkeit nach in der A. iliaca, der Aorta abdominalis und der A. femoralis superficialis.

Die aufschlußreichen, teils experimentellen, teils klinischen Untersuchungen von HAAN zeigten, daß wulstförmige Gefäßeinengungen vorwiegend niederfrequente, konusförmige frequenzgleiche und ringförmige scharfkantige Stenosen überwiegend hochfrequente Geräuscheinstreuungen verursachen. Stenosegeräusche werden erst bei Lumeneinengungen von mehr als 50% nachweisbar. Wie bei den Herzgeräuschen bewirken leichte Stenosen ein frühsystolisches, starke ein telesystolisches Maximum. Die Phono-Angiographie stimmt mit den anderen angiologischen Untersuchungsbefunden gut überein und ist ein unentbehrlicher Bestandteil der Frühdiagnose.

6.6 Ratschowsche Lagerungsprobe

Die Lagerungsprobe nach RATSCHOW ist die einfachste, überall durchführbare Untersuchungsmethode zur Erkennung von Durchblutungsstörungen an den Gliedmaßen, in erster Linie jedoch der Hautdurchblutung.

Der in Rückenlage befindliche Kranke hebt seine Beine senkrecht in die Höhe, umgreift dabei mit den eigenen Händen den distalen Bereich seiner Oberschenkel und führt 2 min lang Fußrollübungen bzw. Kreisbewegungen oder Bewegungen und Streckungen im Sprunggelenk aus. Danach setzt er sich schnell auf und läßt die Beine nach unten hängen. Beim Gesunden sind beide Füße in spätestens 5 sec

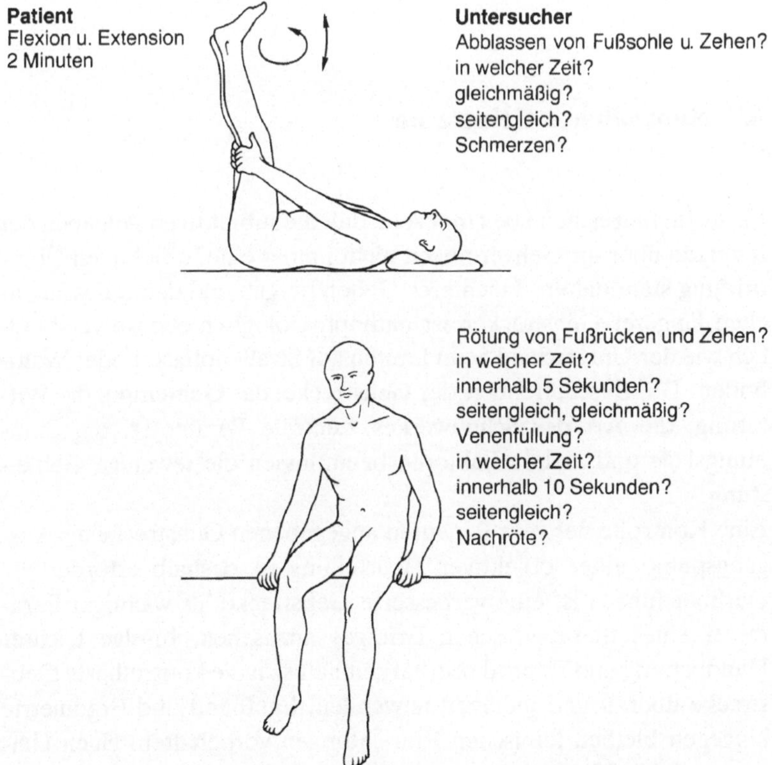

Abb. 17. Praktische Ausführung der Ratschowschen Lagerungsprobe

gleichmäßig und diffus gerötet, nach 6–7 sec sind die Hautvenen wieder prall gefüllt. Je nach Sitz des Verschlusses und Schweregrad der AVK kommt es zu wesentlichen, mit der Stoppuhr feststellbaren zeitlichen Verzögerungen der reaktiven Hyperämie und der Venenfüllung (Abb. 17).

Wichtig ist noch die dabei auftretende Fußsohlenabblassung, die ein untrüglicher Hinweis einer AVK ist. Beachtet werden muß dabei besonders die überschießende reaktive Hyperämie. Je intensiver sie ist, um so stärker ist der Sauerstoffmangel der Gewebe. Schon BIER erkannte 1899, daß die Stärke der reaktiven Hyperämie dem Sauerstoffmangel direkt proportional ist.

Fehldeutungen können unterlaufen bei Gelenkschmerzen infolge Arthrose etc., Neuropathien sowie durch vorzeitige Venenfüllung infolge Varikose.

6.7 Kontrollierte Gehstrecke

Es dürfte hinreichend bekannt sein, daß die subjektiven Angaben der Kranken über ihr Gehvermögen nicht immer einer objektiven Überprüfung standhalten. Leichteres Gehen bergab und damit das Erreichen längerer Gehstrecken ist pathophysiologisch ebenso verständlich wie der Unterschied beim Laufen auf Straßenpflaster oder Waldboden. Die Beschaffenheit der Gehstrecke, das Gehtempo, die Witterung, die Art des Schuhwerkes, zentrale Parameter, die Stimmungslage und andere Faktoren beeinflussen die jeweilige Gehleistung.

Eine Kontrolle der vom Patienten angegebenen Gehstrecke als Ausgangspunkt einer objektiven Beurteilung ist deshalb erforderlich. Darüber hinaus ist eine verbesserte Gehstrecke als wichtiger Parameter eines therapeutischen Erfolges anzusehen. Infolge leichter Handhabung und Reproduzierbarkeit läßt sich die kontrollierte Gehstrecke überall und jederzeit anwenden. Laufband und Ergometrie hingegen bleiben klinischen Einrichtungen vorbehalten. Nach HEIDELMANN (1955) gelten folgende Regeln zur Beurteilung: Eine Gehleistung über 500 m spricht für einen guten Kollateralkreislauf. Er ist

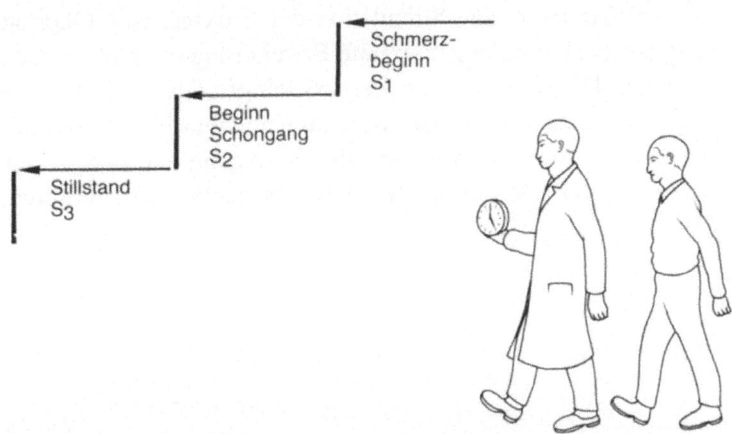

Abb. 18. Schematische Darstellung der Durchführung der kontrollierten Gehstrecke. (Nach HÜRLIMANN)

noch ausreichend bei 100–500 m. Gehstrecken unter 100 m sind immer verdächtig auf Vorliegen funktionell ungünstig zu beurteilender Durchblutungsstörungen.

Man läßt eine bestimmte Strecke (120 Schritte) in einer bestimmten Zeiteinheit (1 min), also zwei Schritte/sec bis zu

a) Beginn des Klaudikationsschmerzes (S_1),
b) schmerzbedingtem Schongang (S_2) und
c) schmerzbedingtem Anhalten (S_3)

abschreiten. Dabei wird eine ausgesuchte ebene Strecke von 75 m unter Aufsicht einer Kontrollperson in einer Minute zurückgelegt und o. g. Kriterien registriert (Abb. 18).

Zur Kritik dieser Methode, die als semiquantitativ bezeichnet wird, muß gerade hinsichtlich der Verwendung als Erfolgsparameter einer medikamentösen Therapie folgendes gesagt werden: Die Annahme, daß eine Verbesserung der klaudikationsfreien Gehstrecke eine verbesserte Durchblutung anzeigt, trifft zumindest für die ersten 4 Wochen nicht zu, da die Gehleistung sich auch bei gleichbleibender Blutversorgung erheblich verbessern kann. Ein vordem ungewohntes

Gehtraining kann eine Stimulation der Enzyme, eine Ökonomisierung der Blutverteilung oder eine Erweiterung von Kollateralen hervorrufen. Die beobachteten Verbesserungen der Gehstrecke, die als Therapieeffekt interpretiert werden, sind zunächst im wesentlichen auf eine bessere Koordination der Bewegung und des Gehens mit Schonung der schlecht durchbluteten Muskeln zurückzuführen.

7 Apparative Untersuchungen

7.1 Oszillographie

Das Prinzip der Oszillographie besteht in der Aufzeichnung pulsatorischer Druckschwankungen der Arterie. Die gebräuchlichsten Pulsabnehmer werden mit einem dosierten Druck angelegt. Die hierdurch entlastete Gefäßwand führt bei intravasalen Druckänderungen größere Bewegungen aus. Durch mechanische oder elektronische Übertragung erfolgt die Registrierung dieser Volumenschwankungen.

7.1.1 Ruheoszillographie

Bei einer gegebenen Empfindlichkeit der Registriereinrichtung und gleichbleibenden biologischen Bedingungen hängt die Amplitude der Oszillationen von der Höhe des Entlastungsdruckes ab. Ihr als »oszillometrischer Index« bezeichnetes Maximum liegt bei Anlagedrukken, die dem Mitteldruck der erfaßten Hauptarterie entsprechen. Dabei ist zu berücksichtigen, daß durch die gleichzeitige Verformung des umgebenden Gewebes ein Teil des aufgewandten Druckes verloren geht. Normale Werte für den oszillometrischen Index gibt es somit nicht.

Die wichtigsten biologischen Faktoren, welche die Größe der Oszillationen beeinflussen, sind Elastizität und Querschnitt der erfaßten Gefäße und besonders die in ihnen auftretenden Druckschwankungen. Auch Änderungen des peripheren Strömungswiderstandes wirken sich aus, da sie die Pulswellen und damit die Höhe des systolischen Druckes verändern. Somit hängen die Reflexionsbedingungen für die Volumenänderungen einer Extremität auch von zentralen Faktoren, wie Schlagvolumen und Systemblutdruck, ab. Darüberhinaus findet eine Beeinflussung von nichtvaskulären Ursachen, wie Größe des Muskelmantels, Vorhandensein von Ödemen, Größe und Beschaffenheit der Manschetten statt.

Die Zirkulation in den betreffenden Extremitäten wird durch die Methode beeinflußt. Es werden im wesentlichen die Durchblutungsänderungen durch die Pulswelle erfaßt. Rückschlüsse aus der oszillographischen Kurve auf die Durchblutung sind deshalb kaum möglich. Jedenfalls ist es nicht statthaft, eine Vergrößerung der Ausschläge einfach mit einer Zunahme der Durchströmung gleichzusetzen. Es können also von den durch den Puls verursachten Volumenänderungen nur Rückschlüsse auf die Durchgängigkeit der Arterien gezogen werden. Oszillometrie und Oszillographie gestatten demnach keine direkten Aussagen über die Durchblutungsgröße, sondern lediglich über Vorliegen von Stenosen oder Obliterationen und über deren proximale Begrenzung. Die Form der Oszillationen steht in keinem direkten Zusammenhang mit dem Blutzeitvolumen.

Da normalerweise die Pulswelle korrespondierende Stellen der Extremität zur gleichen Zeit erreicht, sind besonders synchrone und symmetrische Registrierungen von diagnostischem Wert.

Wegen der Vielzahl der möglichen Faktoren ist die Beurteilung einer einseitig abgenommenen oszillographischen Kurve oft schwierig. Diese Unsicherheit läßt sich durch eine gleichzeitige Registrierung an symmetrischen Stellen beseitigen. Jetzt wirken sich sowohl die methodischen als auch die biologischen Einflüsse auf das Meßergebnis in gleicher Weise aus, so daß aus Seitenunterschieden Schlüsse gezogen werden können (Abb. 19).

Routinemäßig benutzt man zur bilateralen Messung den klinisch bewährten *Mechano-Oszillographen* von GESENIUS und KELLER. Als Pulsabnehmer dienen aufblasbare, verschieden breite Manschettenpaare. Die Übertragung und Registrierung erfolgt auf mechanischem Wege. Zur Ermittlung des oszillographischen Index führt man mehrere Messungen bei abgestuftem, jeweils konstantem Manschettendruck durch. Es wird jeweils beidseitig an vier festgelegten Punkten (proximaler Ober- und Unterschenkel, distaler Unterschenkel, Fußrücken) gemessen. Die Auswertung der Kurve geschieht durch Ver-

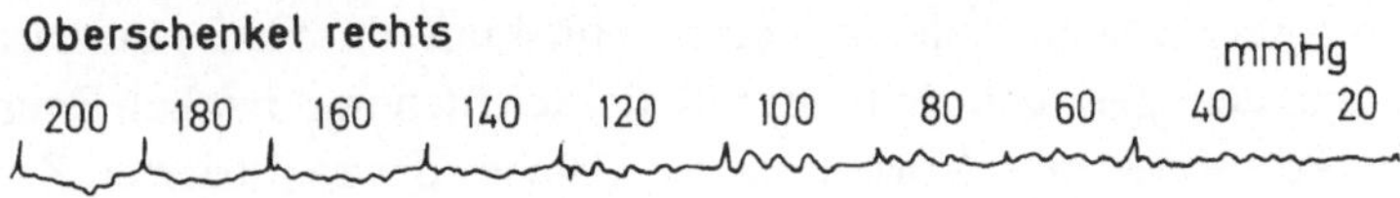

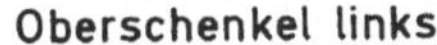

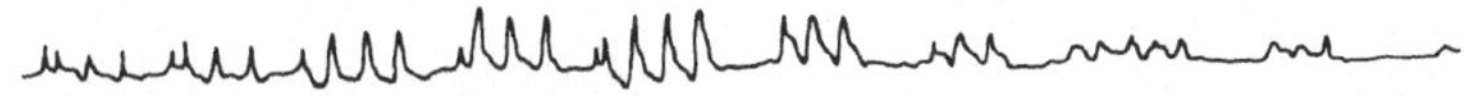

Abb. 19. Ruheoszillogramm mit einseitigem pathologischen Befund

gleich beider Seiten. Der Gesunde zeigt bei richtiger Anwendung der Methode keine oder nur geringfügige Seitenunterschiede, die 1 mm selten überschreiten. Starke Stenosierung oder Verschlüsse größerer Arterien vermindern die Oszillationen stark oder heben sie vollständig auf.

Die von HEIDELMANN (1955) angegebenen empirisch ermittelten *Normwerte* decken sich in etwa mit den seit Jahren von uns festgestellten:

Oberschenkel proximal	8–14 mm,
Knie	6–10 mm,
Innerer Knöchel	3– 6 mm,
Fußrücken	1– 3 mm.

Selbstverständlich muß vor allem der Weichteilumfang bei der Beurteilung Berücksichtigung finden.

Die große Bedeutung des Apparates liegt in dieser oszillometrischen Anwendung, die oft schon allein die Feststellung einer organischen Angiopathie ermöglicht.

GESENIUS hat wiederholt betont, daß man von diesem feinmechanischen Instrument nicht mehr verlangen darf, als es leisten kann, nämlich die Registrierung der Pulswelle, welche palpatorisch nicht sicher objektiviert und reproduziert werden kann. Die Vorzüge dieses Gerätes liegen demnach in der einfachen Handhabung, die man nach entsprechendem Anlernen einer Hilfskraft durchaus anvertrauen kann, dem geringen Zeitaufwand, der leichten und raschen Beurteilbarkeit sowie dem Vorteil des Vergleiches der registrierten Kurven im Laufe eines längeren Behandlungszeitraumes.

Elektronische Oszillographen liefern höhere Amplituden, sind deshalb mit einer besseren diagnostischen Aussagefähigkeit versehen und haben eine entsprechende Empfindlichkeit auch noch im akralen Bereich. Eine Pulskurven-Formanalyse ist darüber hinaus möglich (s. S. 60, 61).

7.1.2 Belastungsoszillographie

Das Ruheoszillogramm ist bei manchen Fällen gerade für die Früherkennung nicht ausreichend. Es muß deshalb ein sog. Belastungsoszillogramm angeschlossen werden, da hämodynamisch wirksame Stenosen oberhalb der Popliteagabel erst dadurch erkannt werden können. Gut kompensierte Stenosierungen oder gar Verschlüsse der A. femoralis und der A. iliaca können erst durch ihre pathologische Belastungsreaktion nachgewiesen werden. Mit einem normalen Belastungsoszillogramm kann man so gut wie immer ein klinisch bedeutsames Strombahnhindernis oberhalb der Popliteagabel ausschließen. Bei einem pathologischen Belastungsoszillogramm gibt die Zeitdauer vom Ende der Belastung, die meist mit 40 Zehenstandsübungen ausgeführt wird, bis zur Rückkehr der erniedrigten Oszillationen auf den Ausgangswert einen guten Anhaltspunkt für die

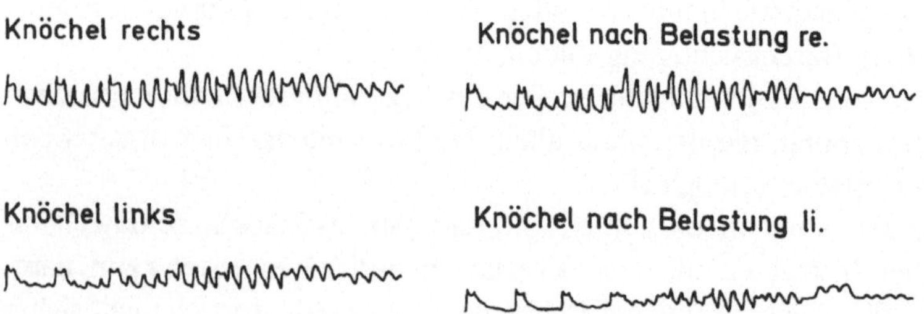

Abb. 20. Ruhe- und Belastungsoszillogramm, wobei pathologische Verhaltensweisen erst sicher unter Belastung zum Vorschein kommen

Funktionstüchtigkeit des Kollateralkreislaufes. Beim Unterschenkeltyp ist die Aussagefähigkeit nicht so hoch, es sei denn, es sind zwei oder drei Unterschenkelarterien betroffen. Bei Verschluß einer kann die Kompensation so gut sein, daß auch im Belastungsoszillogramm kein Nachweis einer Stenosierung erbracht werden kann (Abb. 20).

7.2 Ultraschall-Dopplersonde

Aus der Vielzahl der indirekten Methoden zur qualitativen Erfassung der Durchblutungsgrößen ragt heute die Doppler-Ultraschall-Untersuchung besonders heraus. Ihr Vorteil besteht darin, daß man die relative Strömungsgeschwindigkeit des Blutes
– in einzelnen Arterien und Venen messen,
– die Strömungsrichtung bestimmen und
– an den Extremitäten periphere Blutdruckmessungen vornehmen kann.
Ein von einem Ultraschall-Wellenbündel getroffenes Objekt reflektiert die Ultraschallwellen. Bewegt sich dieses Objekt auf eine Ultraschallquelle zu, dann ändert sich die Frequenz der reflektierten Wellen, also die Frequenz des Echos. Die gebräuchlichen Ultraschallgeräte mit kontinuierlicher Beschallung arbeiten mit Frequenzen zwischen 4–10 MHz. Daher können auftretende Frequenzänderungen gehört werden, sie werden als Geräusche mit einem Kopfhörer oder mit einem Lautsprecher wahrgenommen, sie können auch graphisch als Kurve aufgezeichnet werden.
Als Schallquelle dient eine Sonde mit einem piezoelektrischen Kristall, ein zweiter Kristall fängt das Echo auf. Die Sonde wird mit einem sog. Ultraschall-Gel auf die Haut aufgesetzt. Verständlicherweise ist der Einfallswinkel des Ultraschallstrahles, des sog. Dopplerstrahles, auf das Gefäß von Fall zu Fall verschieden. Bei der Messung der Strömungsgeschwindigkeit des Blutes erhält man dementsprechend eine »relative« Größe. Um Blutvolumen messen zu können, müßte der Radius des betreffenden Gefäßes bekannt sein.
Strömt das Blut im Gefäß gegen die Sonde, so ist die Frequenz des Echos höher als die des gesendeten Schalles, bei gleichgerichteter

Flußrichtung ist sie geringer. Direktionale Dopplergeräte sind in der Lage, diese Frequenzen zu trennen und somit anzuzeigen, ob das Blut von der Sonde weg oder zur Sonde hin fließt.

Im Bereich der Extremitäten lassen sich die Arterien, soweit sie nicht zu tief liegen, mit der Dopplersonde von den großen Stämmen bis zu ihren peripheren Aufzweigungen im Bereich der Akren verfolgen. Wichtige Informationen über die Durchblutungsgröße können mit der peripheren systolischen Druckmessung gewonnen werden. Ein Druckabfall im Verlauf einer Arterie, z. B. zwischen den Aa. cubitalis und radialis, ist als Hinweis auf einen Verschluß oder eine Stenose zu werten. Um den Druck zu messen, wird die Sonde auf die zu suchende Arterie gerichtet. Es wird eine Staumanschette proximal angelegt und bis zum Verschwinden des Doppler-Signals aufgepumpt. Während dann die Luft aus der Manschette entweicht, wird der systolische Druck beim ersten hörbaren Signal abgelesen. Man muß darauf achten, daß der gemessene Druck dem Druck an der Stelle der Stauung entspricht, da beim Auftreten des Signales erstmals eine Pulswelle unter der Manschette hindurchtritt. Sollten standardisierte Druckwerte unter Ruhebedingungen gemessen werden, ist zuvor eine ausreichend lange Ruhelagerung notwendig, da bei Patienten mit Arterienverschlüssen nach Muskelarbeit ein Druckabfall auftritt, der falsche, nämlich zu niedrige Werte vortäuschen kann. Es wird daher vor der Messung eine halbstündige Ruhestellung in Horizontallage empfohlen (Abb. 21).

Allein schon die Höhe des systolischen Druckes gibt eine wichtige Information über die Durchblutungsgröße im Bereich einer Extremität. Drucke von 100 mmHg oder nur wenig darüber weisen auf eine leichte Ischämie hin. Bei Werten zwischen 90 und 60 mmHg ist eine mittelschwere Ischämie anzunehmen. Bei Drucken von 50 mmHg und darunter ist die Extremität gefährdet. BOLLINGER et al. (1970) und wir wiesen nach, daß eine deutliche Korrelation zwischen den in Ruhe gemessenen Drucken der Knöchelarterien und der durch Venenverschluß-Plethysmographie bestimmten Wadendurchblutung nach vorausgegangener dreiminütiger arterieller Drosselung (peak flow) besteht.

Die Aussagefähigkeit der Drucke wird durch die Verwendung der Druckdifferenz zwischen der A. brachialis und der A. tibialis posterior oder dorsalis pedis gesteigert. Normalerweise liegt der Druck im

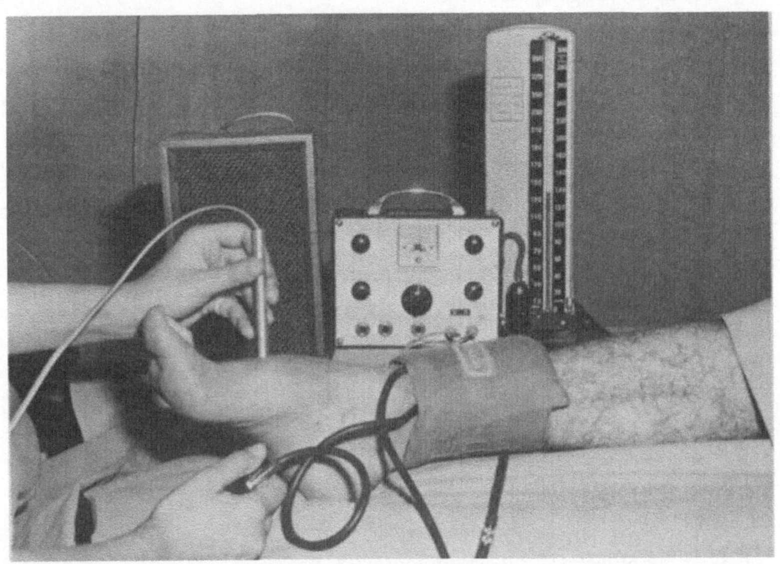

Abb. 21. Periphere Blutdruckmessung mit Hilfe der Ultraschall-Dopplersonde

Bereich der Knöchelarterien etwas über dem der Armarterien oder ist mindestens ebenso hoch. Auch wenn Drucke nur 5–10 mmHg unter dem der A. brachialis liegen, weisen sie bereits auf ein proximal gelegenes Strombahnhindernis hin. Liegen die Drucke der Knöchelarterien wesentlich über denen der Armarterien, so ist eine Mediasklerose dieser Arterien anzunehmen.

Eine noch stärkere Aussagekraft hinsichtlich evtl. vorhandener Stenosen, Verschlüsse und dem Grad ihrer Kompensation hat die Messung der Drucke nach Arbeit. Selbst wenn die Druckdifferenz in Ruhe zwischen Arm und Bein normal ist, kann ein Abfall nach z. B. 10 Kniebeugen ein Hinweis auf eine hämodynamisch wirksame Stenose sein. Bei ausgeprägten Verschlüssen kann es zu einem sehr starken Abfall der Drucke über viele Minuten kommen.

7.3 Längsrheographie

Das Verfahren registriert die Schwankungen der elektrischen Leitfähigkeit, die als Folge der pulsatorischen Änderungen der Blutfüllung eintreten. Die aufgezeichneten Kurven, die vorwiegend durch die Pulsation der größeren Arterien zustandekommen dürften, ähneln daher den mit anderen Methoden gewonnenen Volumenpulsen. Die übliche Anwendung der Rheographie stellt die Längsableitung dar. Hierbei durchströmt ein hochfrequenter Wechselstrom (20000–30000 Hz) die Extremität zwischen zwei Ringelektroden in Längs-

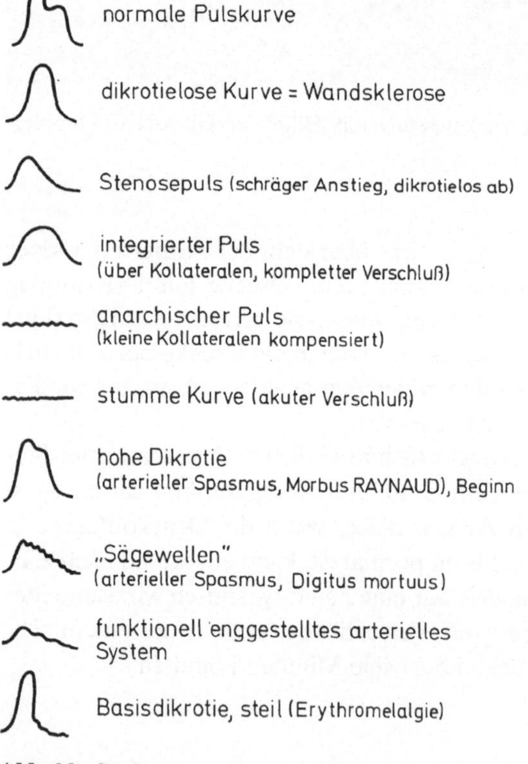

Abb. 22. Bedeutung der verschiedenen rheographisch gewonnenen Pulskurven

richtung. Dadurch wird der kapazitive Hautwiderstand aus der Messung eliminiert.

Die in den Meßbereich eintretende Pulswelle erhöht die elektrische Leitfähigkeit proportional zu der dadurch zusätzlich einströmenden Blutmenge. Diese Leitfähigkeitsschwankungen werden mit Hilfe einer Wheatstonschen Brücke in Spannungsschwankungen umgesetzt, verstärkt und einem Mehrkanalschreiber zur Aufzeichnung zugeführt.

Die Vorzüge der Rheographie liegen vor allem in der bequemen trägheitslosen Registriertechnik, die die Feststellung zeitlicher Bezie-

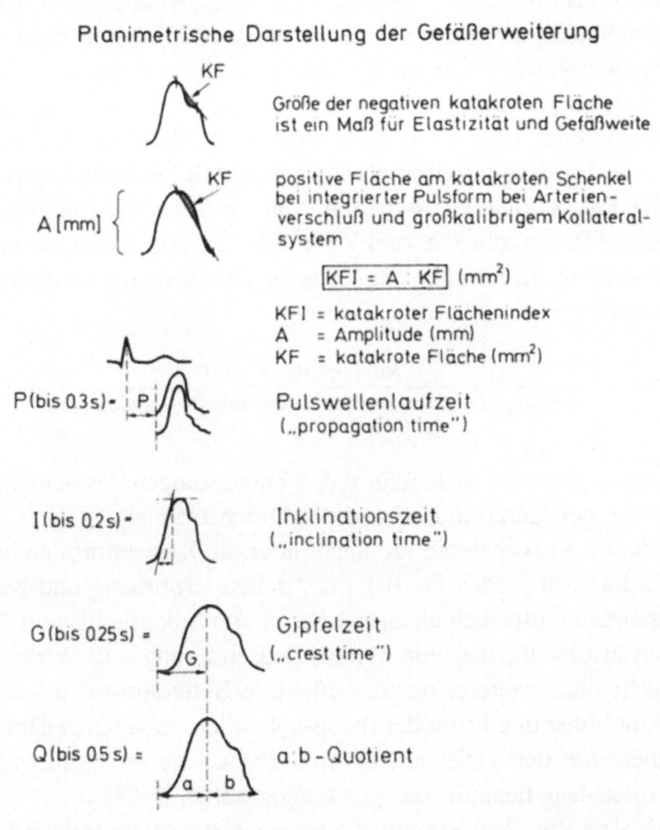

Abb. 23. Kriterien der Pulskurven-Formanalyse, übertragen auf die rheographische Volumenpulskurve

hungen zu anderen Vorgängen im Kreislauf gestattet. Im Vergleich zur mechanischen Oszillographie ist die Möglichkeit zur genauen Pulskurvenanalyse und die gute Wiedergabe auch der distalen Pulse an den Akren hervorzuheben (Abb. 22 und 23).

Wesentlich ist außerdem, daß schon Gefäßverhärtungen ohne Beeinträchtigung des Blutzeitvolumens mit einiger Sicherheit erfaßt werden können. Bemerkenswert wäre noch, daß bei Hautnekrosen oder venösen Komplikationen die Anlage der Oszillographen-Manschetten erschwert oder unmöglich sein kann, während Rheogramme ohne weiteres abgenommen werden können.

Von besonderem Interesse ist das im Zuge der Pulswelle anwachsende Blutvolumen, bezogen auf das zwischen den Elektroden gleichmäßig strömende Volumen. Man erhält diesen Wert – den sog. rheographischen Quotienten RQ – durch Division der in Milli-Ohm (mΩ) ausgedrückten Amplitude A durch den am Rheographiegerät abgelesenen Ohmschen Widerstand im Meßbereich R. Unterschiede in der Pulsfrequenz lassen sich noch mittels Division durch die Dauer der Pulsperiode T ausschalten. Man erhält so das relative Pulsvolumen PR. Es gibt die zum Zeitpunkt der Amplitude bereitgestellte Blutmenge in Promille des Volumens des versorgten Gliedmaßenabschnittes an:

$$PR = \frac{Kurvenh\ddot{o}he \times 100}{Eichimpuls \times Ohmscher\ Widerstand \times Periodendauer}\ \text{\textperthousand}$$

Bemerkenswert ist hierzu, daß Veränderungen des Schlagvolumens sowie der Herzfrequenz und des Durchströmungsdruckes vornehmlich die Kurvenamplitude, nicht aber die Kurvenform ändern.

Es hat sich jedoch bei der praktischen Erprobung und bei vergleichenden Untersuchungen zwischen Plethysmographie und Rheologie herausgestellt, daß von Widerstandsänderung und Wirkwiderstand nicht ohne weiteres auf das effektive Blutvolumen zu schließen ist. Amplitude und Form der rheographischen Pulse hängen im wesentlichen von den gleichen Faktoren ab, welche die oszillographischen Ausschläge beeinflussen (s. Oszillographie, S. 53).

Sichere Rückschlüsse auf Änderungen der quantitativen Durchblutungsgrößen sind auch mit dieser Methode nicht möglich. Dagegen lassen sich Arterien-Obliterationen erfassen sowie organische und funktionelle Durchblutungsstörungen unterscheiden. Die in den Abb. 22 und 23 dargestellten Kriterien dienen zur Auswertung der gewonnenen Kurvenbilder. Zur Früherkennung der AVK ist dieses Verfahren besonders geeignet (s. Kapitel I, Früherkennung).

7.4 Lichtsphygmographie

Das Verfahren beruht auf der Registrierung von Änderungen der Lichtreflexion eines angestrahlten Gewebes (z. B. Finger, Zehen) mittels Photozellen. Die Änderung der Lichtreflexion hängt ab von den durch die ankommenden Pulswellen bewirkten Blutfüllungsschwankungen. Dabei sind Volumenänderungen der Akren vorwiegend auf die Hautdurchblutung zu beziehen.

Die elektrische Eigenschaft des Apparate-Meßkopfes registriert Durchsichtigkeitsänderungen, die durch Pulsschwankungen des Blutflusses im Meßobjekt entstehen. Die Meßabnahme erfolgt dadurch, daß man ein Lichtstrahlbündel im Gewebe in Richtung einer photoelektrischen Zelle reflektieren läßt.

Die Auswertung der gewonnenen Kurven erfolgt nach den Kriterien der Pulskurvenanalyse:

a) *Verzögerungszeit* (Beginn des QRS-Komplexes bis zum Beginn des Pulsanstieges; normal bis 0,23 sec);
b) *Gipfelzeit* (Beginn bis Ende des Pulsanstieges; normal bis 0,17 sec);
c) *Inklinationszeit* (die Zeit, die der Pulsanstieg unter Berücksichtigung der größten Steilheit brauchen würde; normal 0,13 sec).

Letztere ist hierbei von besonderer Wichtigkeit. Es handelt sich also um eine Volumenmessung der Pulswelle im Kapillarbereich, wobei eine exakte quantitative Angabe über das Blutvolumen nicht möglich ist. Die Höhe der Amplitude ist nicht unmittelbar der versorgenden Blutmenge gleichzusetzen, obwohl sie in der Praxis als vergleichender Maßstab Anwendung findet. Deshalb spricht man richtiger von Lichtsphygmographie und nicht von Lichtplethysmographie.

7.5 Venenverschluß-Plethysmographie

Mit dieser Methode wird der Druck innerhalb einer Blutdruckman-
schette so erhöht, daß er über dem venösen, aber unter dem diastolischen arteriellen Blutdruck liegt, so daß der venöse Abfluß plötzlich
unterbrochen, der arterielle Einstrom aber nicht behindert ist.

Die erschlafften Venen können beim liegenden Patienten bis zu ihrer
vollständigen Füllung ein bestimmtes Blutvolumen aufnehmen. Somit können ohne wesentlichen Druckanstieg Pulswelle sowie das
gleichmäßig strömende Blut in die Messung eingehen. Dadurch staut
sich das Blut und führt zu einer Volumenzunahme der Extremität,
die dem arteriellen Einstrom proportional ist (BARBEY, 1965).

Die Volumenänderungen werden mit Manschetten abgenommen
und erzeugen im luftgefüllten System eine geringe Drucksteigerung,
die über einen Druckwandler elektronisch registriert wird. Eine
pneumatische Eichvorrichtung erlaubt, die Volumenzunahmen der
Extremitäten zu eichen, so daß aus der registrierten Kurve die
Durchblutung des untersuchten Extremitätenabschnittes berechnet
werden kann. Bei der Venenverschluß-Plethysmographie wird die
Durchblutungsgröße in *»cm³/100 cm³ Gewebe/min«* angegeben. Die
Berechnung erfolgt nach folgender Formel:

$$\text{Arter. Zufluß } [cm^3/100\,cm^3\ Gewebe/min] = \frac{\text{Volumenzunahme in 6 sec } [cm^3] \times 10 \times 100}{\text{Gliedvolumen } [cm^3]}$$

Im allgemeinen wird heute keine distale Okklusion benutzt. Die Zunahme des Strömungswiderstandes der zuführenden Arterie wird bei
einer Durchblutungsstörung unter Ruhebedingungen durch eine entsprechende Abnahme des Widerstandes im Arteriolen- und Kapillargebiet kompensiert.

Bei Messung einer reaktiven Hyperämie zeigt sich, daß die Mehrdurchblutung desto geringer ist, je enger die Stenose der zuführenden Arterie bzw. je schlechter die den Verschluß umgehende Kollateralversorgung ist. Demzufolge ist zur Beurteilung des Schweregra-
des einer Durchblutungsstörung die Messung der reaktiven Mehrdurchblutung unumgänglich notwendig. Aus der Größe der reaktiven

Mehrdurchblutung kann auf die funktionelle Leistungsreserve des Gefäßsystems rückgeschlossen werden, d. h. welcher Gesamtgefäßquerschnitt noch vorhanden ist. Darüber hinaus ist hierfür das sog. *»Profil der reaktiven Mehrdurchblutung (PRM)«* nach eigenen Feststellungen aussagekräftiger, da es mit der tatsächlichen physiologischen Leistungsfähigkeit besser korreliert (Abb. 24 und 25).

Inzwischen ist diese Methode fester Bestandteil einer modernen angiologischen Diagnostik geworden. Im Regelfall werden heute Quecksilberdehnungsstreifen benutzt und es wird mit einem standardisierten Ableitungsprogramm vollautomatisch gearbeitet. Da die Venenverschluß-Plethysmographie neben der Gewebsclearance als einzig sichere Methode den Gesamtbluteinstrom pro Zeiteinheit erfaßt und somit quantitative Meßwerte liefert, dient sie nicht nur der exakten Erfassung der tatsächlichen Leistungsreserve, sondern ist darüber hinaus neben dem Doppler-Verfahren ein feiner Gradmesser für die Längsschnittkontrolle.

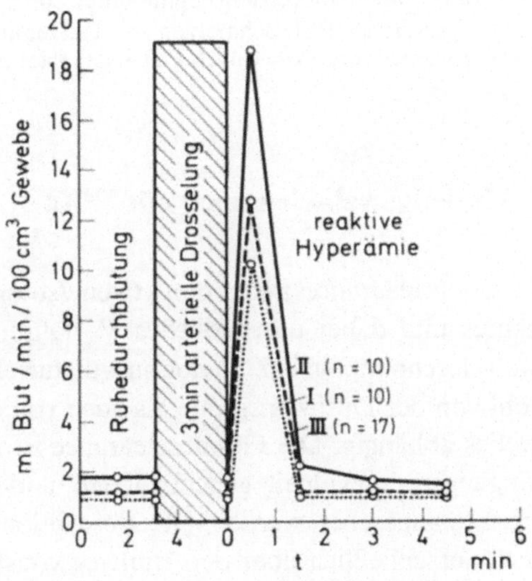

Abb. 24. Das »Profil der reaktiven Mehrdurchblutung« der Gruppen I–III (Gefäßgesunde unter 30 Jahre = I, und über 60 Jahre = II, Gefäßkranke mit Klaudikations-Beginn über 200 m = III). Kennzeichen dieser drei Gruppen ist die Rückkehr der reaktiven Hyperämie innerhalb von 90 sec nach Lösen der arteriellen Drosselung zu den Ruhedurchblutungsgrößen

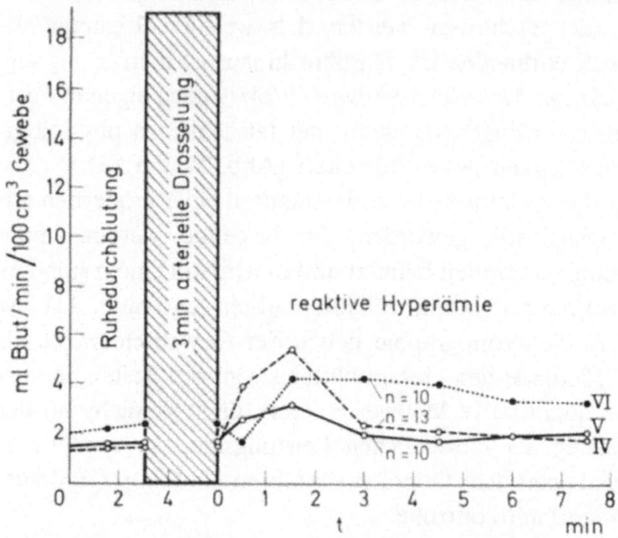

Abb. 25. Das »Profil der reaktiven Mehrdurchblutung« der Gruppen IV–VI (Gefäßkranke mit Klaudikationsbeginn unter 200 m = IV, unter 100 m = V und mit ischämischen Ruheschmerzen = VI). Der maximale Blutfluß (»peak-flow«) wird jeweils erst 90 sec nach Lösen der arteriellen Drosselung meßbar

7.6 Muskelgewebsclearance mit ^{133}Xe

Die Gewebsclearance mit radioaktiven Isotopen ist ein modernes, elegantes und dabei unschädliches Verfahren zur Beurteilung der Gewebsdurchblutung der Skeletmuskulatur. Die Clearancerate ist sowohl von der Diffusionsgröße als auch von der Durchblutung des Gewebes abhängig. Die Gewebsclearance ist unter standardisierten Bedingungen individuell gleichbleibend und kann als biologische Konstante angesehen werden. Die Resorption geht unmittelbar und nahezu ausschließlich über den Blutweg vonstatten. Ändert sich an der Gewebsart, der Injektionsmenge und Injektionstechnik nichts, so kann die Gewebsclearance sehr gut zur integralen Erfassung der blut- und kapillarbedingten Clearance verwendet werden.

Die Gewebsclearance ist somit nicht nur zur quantitativen Erfassung der Durchblutungsgröße, sondern auch gut geeignet zur Überprüfung der Wirkung von Pharmaka. Da Na-24 und J-131 nicht frei durch Zellmembranen diffundieren, werden inerte Gase wie Krypton und Xenon zur Erfassung der örtlichen Durchblutungsgröße mit Vorteil verwendet. Diese Vorteile des auch von uns benutzten Xenons und des Kryptons faßten HARDERS et al. wie folgt zusammen: Vergleichende Untersuchungen nach LASSEN (1964) haben die deutliche Überlegenheit bei der Anwendung dieser Gase erbracht. Darüber hinaus ist bei der Anwendung von ^{133}Xe infolge der rapiden Abatmung durch die Lungen kaum eine störende Rezirkulation vorhanden. Weitere Vorteile liegen darin, daß die inerten Gase wegen ihrer raschen Diffusion in die umgebende Atmosphäre die äußere Oberfläche der Nadel, der Haut und der verwendeten Apparaturen nicht radioaktiv verseuchen. Die durch die niedrig verabreichte Aktivität entstehende Strahlungsbelastung ist für den menschlichen Körper bedeutungslos, insbesondere durch die sehr geringe effektive Halbwertszeit. Die rapide Elimination aus dem Körper ergibt eine wesentlich geringere Strahlenbelastung als bei ^{24}Na. Der größte Vorteil liegt nach LASSEN (1964) darin, daß ^{133}Xe bei klinischer Anwendung im Gegensatz zu ^{24}Na eine deutliche Erfassung der Minderdurchblutung von Extremitäten gestattet.

Abweichende Ergebnisse können zustandekommen durch Fehler bei der Injektionstechnik und durch Störungen durch die Reaktionslage der Versuchsperson. Durch einen Vorwert soll ein »spreading effect« ausgeschaltet werden. Nach übereinstimmender Ansicht aller Untersucher sollen die Depotvolumina nicht mehr als 0,3 cm^3 betragen. Die Gewebsclearance ist somit gut geeignet auch zur Erfassung der Kapillarpermeabilität. Bei der *Beurteilung der Kapillarfunktion* sind noch mehrere Faktoren zu beachten:

a) Kapillardruck,
b) Kolloiddruck der Plasmaeiweißkörper,
c) Gewebsinnendruck,
d) Strömungswiderstand,
e) Kapillarresistenz,
f) Kapillarpermeabilität,
g) Akoagulatorische Blutungszeit.

Umfangreiche Untersuchungen zeigten, daß die maximale Durchblutungszunahme im Mittel nach arterieller Drosselung das 8fache des Ruhewertes, nach Muskelbelastung das 20fache und nach ischämischer Muskelarbeit das 25fache des Ruhewertes beträgt. LASSEN (1964) stellte darüber hinaus noch fest, daß bei der Ruhedurchblutung zwischen normalen und durchblutungsgestörten Personen keine signifikante Differenz besteht. Während der maximalen Hyperämie beträgt der maximale Blutfluß jedoch 56 cm³/100 cm³/min bei normal durchbluteten Beinen und nur 17 cm³/100 cm³ bei den kranken Extremitäten.

Zur Kontrolle der Durchblutungsverhältnisse menschlicher Skeletmuskulatur – speziell der Wadenmuskulatur – injizierten wir ^{133}Xe in isotonischer Kochsalzlösung in den M. tibialis anterior. In Anlehnung an CHRISTENSEN (1968 a b) erfolgte der Einstich an einem fixierten Punkt, nämlich 7 cm unterhalb der Tuberositas tibiae und 2 cm lateral der vorderen Kante der Tibia (Abb. 26). Durch eine 0,5 mm

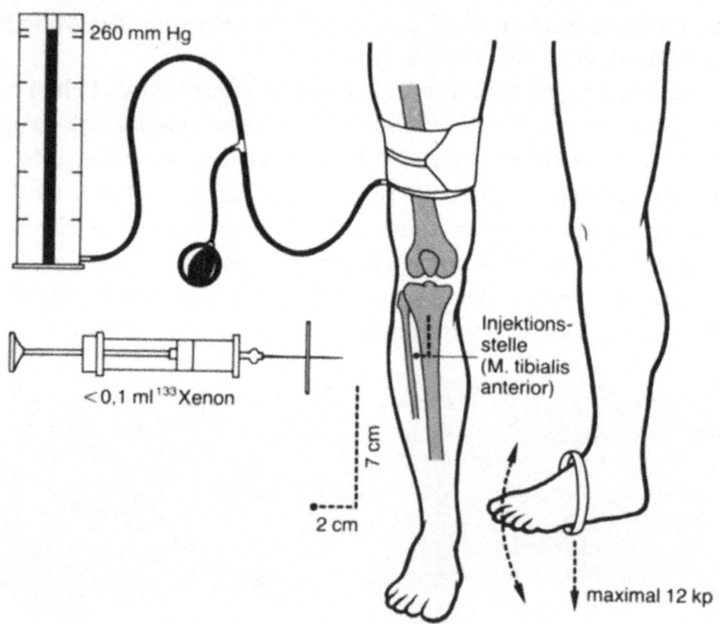

Abb. 26. Schematische Darstellung der Technik der Muskelgewebsclearance mit ^{133}Xe

starke Nadel injizieren wir genau 0,1 ml gasblasenfreie ^{133}Xe-Lösung mit einer ungefähren Aktivität von 30–40 µCi. Die Konstanz der Einstichtiefe von 2 cm wurde erreicht durch senkrechten Einstich bis zum Anschlag der Kanülenfassung an ein Distanzrohr, welches auf einer großflächigen Platine befestigt ist. Die große Auflagefläche der Platine auf der Haut verhindert ein von der Stärke des Anpralls der Kanülenfassung gegen das Distanzrohr evtl. abhängiges Einsinken des Distanzrohrs bzw. eine sich dadurch ändernde Einstichtiefe.

Ein Rückfluß der Aktivität aus dem gesetzten Depot in den Einstichkanal ist wegen des schnellen Abdiffundierens des Gases in das Gewebe nach Lassen (1964) u. a. nicht zu befürchten, sofern man die Nadel nicht sofort wieder herauszieht. Wir überprüften diese Annahme, indem wir im konstanten Injektionsvolumen stufenweise die injizierte Aktivität bis zu etwa 60 µCi erhöhten und wechselweise den Einstichkanal mit einer 5 mm starken Bleikappe so abdeckten, daß er im Gesichtsfeld des Detektors nicht erschien. Ein Aktivitätsrückstau in den Einstichkanal war so in keinem Fall zu messen.

Eine störende Kontamination der Hautoberfläche oder der Geräte tritt bei Verwendung von ^{133}Xe nicht auf, doch sollte für eine gute Belüftung des Applikations- bzw. Untersuchungsraumes gesorgt werden, um bei konstantem Background arbeiten zu können.

Gemessen wurde die Ruhedurchblutung und die Durchblutung nach arterieller Drosselung, erzeugt durch einen Druck von 260 mmHg oberhalb der Patella. Während der Drosselung bewegt der Patient den Fuß gegen eine dynamische Belastung von maximal 12 kp bis zur Schmerzgrenze auf und ab. Voraussetzung dieser Messungen sind Nüchternheit, konstante Zimmertemperatur (+ 24 °C) und eine halbstündige Ruhelage vor Beginn der Untersuchung. Die aus dem Muskel abflutende Aktivität wird von Szintillationssonden mit einer NaJ-(TI-)Kristallgröße von 4 cm Durchmesser und 4 mm Höhe gemessen. Die Kristallgröße garantiert die nahezu vollständige Absorption der Gammastrahlung des ^{133}Xe bei geringem Nulleffekt. Über Ratemeter und Schreiber erfolgte die Registrierung der Aktivitätsausflutung. Dabei ergaben die durchschnittlich registrierten 10^5Impulse/min bei einer integralen Zeitkonstante von 2 sec eine prozentuale Standardabweichung von $\pm 1,5\%$. Die Kristalle befinden sich während der Messung 12 cm über der Hautoberfläche und sind so abgeschirmt, daß sie auf dieser ein Feld von ungefähr 10 cm Durchmesser abtasten. Die Registrierung erfolgt im allgemeinen über eine Halbwertszeit, um so die Neigung der Ausflutungskurven im linearen Teil der logarithmischen Darstellung sicher bestimmen zu können. Aus den Neigungen der Kurven von Ruhedurchblutung und während der reaktiven Hyperämie berechnet sich nach bestimmten Gleichungen die auf die Maßeinheit bezogene Durchblutung.

Unsere Berechnungen der Strahlenbelastung, die mit den Angaben von LASSEN (1964) gut übereinstimmen, ergaben für die applizierten Aktivitäten von 30–40 µCi ^{133}Xe pro Injektion eine lokale Dosis von 60 mrad und für die Gonaden etwa 0,01 mrad. Die Strahlenbelastung der Lunge als kritisches Organ liegt bei den verwendeten Aktivitäten um 1 mrad.

Damit sind alle Dosen, besonders die genetische, aber auch die des kritischen Organs im Vergleich zur natürlichen Belastung bedeutungslos und sprechen für die bedenkenlose Anwendung des Verfahrens.

Wie schon für die Venenverschluß-Plethysmographie gültig, ist auch hier die Beurteilung der Ruhedurchblutung unzureichend. Höhe und Dauer der reaktiven Hyperämie sind das reproduzierbarste und sicherste Kriterium der Durchblutungsstörung.

7.7 Messungen der Hauttemperatur

Messungen der Wärmeleitfähigkeit sowie die Bestimmung der Wärmeleitzahl der Haut haben sich nicht in der täglichen Routinepraxis durchsetzen können. Im Gegensatz dazu ist die Messung der Hauttemperatur aussagefähiger, noch dazu jetzt mit besserer apparativer Ausstattung. Ihre Meßzahlen werden allerdings wesentlich beeinflußt vom Grad der aktiven Wärmezufuhr aus dem Körperkern, dem passiven Wärmeentzug durch die Umgebung, vom Volumen des untersuchten Gliedmaßensegmentes sowie von dessen Perspiration und den bekannten Schwankungen der Tagestemperatur.

Tabelle 8. Übersicht über den Untersuchungsgang bei peripherer AVK

Familienanamnese	Hypertonie, Diabetes mellitus, Gicht, koronare Herzkrankheit, zerebrovaskuläre Erkrankungen, Amputation, Gangrän, Venenleiden
Eigenanamnese	Herzkrankheiten, zerebrovaskuläre Erkrankungen, Amputation, Gangrän, periphere Gefäßverschlüsse, Venenleiden
Symptome	Kältegefühl Parästhesien Belastungsschmerz Ruheschmerz
Inspektion	Unterschiedliches Hautkolorit, Zustand der Nägel, Nekrosen, Varikosis, Thrombophlebitis, postthrombotisches Syndrom, Seitendifferenz
Palpation	Pulse und Hauttemperatur seitengleich, Venen druckdolent, Ödeme, Sklerödem, Wadendruckschmerz
Auskultation	der großen Arterien in Ruhe und ggf. nach Belastung
Lagerungsprobe	der unteren Extremitäten, Gehstrecke (Bestimmung auf ebenem Boden 2 Schritte/sec)
Apparative Diagnostik	1. Praxis: Ultraschall-Dopplersonde Mechanisches oder elektronisches Oszillogramm 2. Klinik: Augenhintergrund Rheographie Venenverschluß-Plethysmographie Metabolische Untersuchungen Muskelgewebsclearance Aorto-Arteriographie
Sonstige Diagnostik	evtl. akrale Meßmethoden der Durchblutung Ausschluß vaskulärer Erkrankungen anderer Lokalisation (Herz, Gehirn, Niere) gründliche internistische, neurologische und ggf. orthopädische Untersuchung

7.8 Aorto-Arteriographie

Prinzipiell wird heutzutage eine Aorto-Arteriographie entweder translumbal oder, wenn möglich, mittels eines Seldinger-Katheters auf der vermeintlich gesunden Seite über die A. femoralis durchgeführt. Dies deshalb, weil sich ergeben hat, daß viel häufiger als bisher angenommen Kombinationsverschlüsse vorliegen. Mit Röntgenserienaufnahmen kann man diese erfassen und nach Möglichkeit in einer Sitzung operativ ausschalten.

Die Angiographie mit einer Komplikationsrate von etwa knapp 0,5% stellt u. E. – sofern nicht diagnostische Zweifel bestehen oder Gutachtenfragen eine Rolle spielen – die letzte diagnostische Maßnahme im angiologischen Untersuchungsgang dar. Damit stehen wir im Gegensatz zu anderen Autoren. Zweifelsohne ist sie das sicherste Kriterium zur exakten Verlaufsbeobachtung. Sie hat aber das zuletzt anzuwendende technische Verfahren zu sein, welches über Operabilität schlechthin und über das operative Vorgehen im speziellen entscheidet. Sie ist insbesondere indiziert im Stadium IIb bei Patienten in gutem Allgemeinzustand, den Stadien III und IV zur Beurteilung einer evtl. gefäßrekonstruierenden Operation oder zur Festlegung der Amputationshöhe.

Neuerdings wendet man jedoch die Aorto-Arteriographie häufiger an und zwar zur Differentialdiagnose der einzuschlagenden Therapie, nämlich ob Antikoagulation, Antiaggregativa, Dotter-Katheterung oder Thrombendarteriektomie infrage kommen sollen.

8 Metabolische Untersuchungen

Vorab sei festgestellt, daß die Bestimmung arteriovenöser Differenzen deswegen keine absolut exakten Ergebnisse liefern kann, da es sich beim femoralvenösen Blut um ein Sammelbecken handelt, das gesunde, kranke und weniger kranke Gefäßgebiete umfaßt. Dieses Mischungspotential braucht somit für den einzelnen Gefäßbezirk überhaupt keine Gültigkeit zu besitzen. Es ergibt sich daraus nur ein grober Anhaltspunkt, der ausschließlich klinischen Untersuchungen vorbehalten bleibt.

Dabei muß von vornherein festgehalten werden, daß die hämodynamischen Parameter im Prinzip zur genauen Diagnostik völlig ausreichen, zudem aussagefähiger sind. Die metabolischen Kriterien sollten daher nur in besonders gelagerten Fällen oder für Verlaufsbeobachtungen sowie für bestimmte wissenschaftliche Fragestellungen herangezogen werden.

Für die unter Ruhebedingungen gemessenen, mittleren femoralvenösen Werte (O_2- und CO_2-Partialdrucke, pH-Werte und Standardbikarbonat) von Kontrollpersonen einerseits und Patienten andererseits, lassen sich keine signifikanten Unterschiede erfassen. Solche bestehen auch nicht zwischen den Ergebnissen einzelner Verschlußstadien.

Nach standardisierter fahrradergometrischer Belastung ergeben sich für den mittleren CO_2-Partialdruck und den pH-Wert hochsignifikante (p 0,001), für das mittlere Standardbikarbonat signifikante (p 0,05) und für den mittleren O_2-Partialdruck keine signifikanten Unterschiede zwischen den Werten der Kontrollgruppe und den Patienten. Eine statistisch signifikante Trennung der einzelnen Verschlußstadien ist mit keinem dieser Parameter möglich. Während bei den Kontrollpersonen lediglich der pH-Wert unter Belastung eine signifikante Änderung gegenüber den Ruhewerten erkennen läßt, ergeben sich beim Vergleich der vor und nach Belastung gemessenen mittleren CO_2-Partialdrucke und pH-Werte bei den Patienten signifikante Unterschiede, wobei das Signifikanzniveau von Stadium IIa bis zum Stadium III kontinuierlich ansteigt.

Die bei den Kontrollpersonen unter Ruhebedingungen gemessenen femoral-venösen Laktat- bzw. Pyruvat-Konzentrationen liegen unter den entsprechenden Werten der Patienten. Dabei ergeben sich für die Laktatwerte der Kontrollpersonen im Unterschied zu den Pyruvat-Werten nur vereinzelt Überschneidungen mit den Werten der Verschlußkranken. Für diese Metabolite zeigt sich ein Ansteigen ihrer mittleren Konzentrationen je nach Schweregrad der Durchblutungsstörung, mit Ausnahme des Stadiums IV, das auffallend niedrige Werte aufweist. Weder Laktat noch Pyruvat ermöglichen isoliert eine signifikante Trennung der verschiedenen Verschlußtypen.

Die mittleren Laktat-Pyruvat-Quotienten steigen von der Kontrollgruppe bis zum Stadium IV kontinuierlich an, zeigen aber weder zwischen Kontrollpersonen und Patienten noch zwischen den Patienten der verschiedenen Stadien signifikante Unterschiede.

Bei den Kontrollpersonen und den Patienten der verschiedenen Stadien liegen die eine Minute nach Abbruch der standardisierten fahrradergometrischen Belastung gemessenen femoralvenösen Laktat- und Pyruvat-Konzentrationen und Laktat-Pyruvat-Quotienten im Mittel höher als die entsprechenden Ruhewerte.

Für alle drei Parameter ergibt sich nach Belastung eine gegenüber der Ruhebestimmung vergrößerte diagnostische Trennfähigkeit zwischen Kontrollpersonen und Patienten (Tabelle 9). Zudem zeigt der Laktat-Pyruvat-Quotient nach Belastung signifikante (p 0,005) Un-

Tabelle 9. Laktat- und Pyruvat-Spiegel bei den verschiedenen Stadien der AVK unter Ruhebedingungen und nach dosierter ergometrischer Belastung

| | Kontrolle | Stadien | | |
		IIa	IIb	III
Pyruvat	$0,4 \rightarrow 0,77$	$0,6 \rightarrow 1,0$	$0,6 \rightarrow 1,04$	$0,7 \rightarrow 1,43$
Laktat	$9,0 \rightarrow 17,0$	$11,0 \rightarrow 32,0$	$15,0 \rightarrow 37,0$	$13,0 \rightarrow 37,0$
50 Watt	360 sec	360 sec	200 sec	100 sec

terschiede nicht nur zwischen Kontrollpersonen und Patienten, sondern auch zwischen den Patienten der Stadien II und III. Während die mittleren Laktat-Konzentrationen bei Kontrollpersonen und Patienten unter Belastung signifikant (p 0,05) ansteigen, lassen sich für Pyruvat, außer im Stadium IIb, keine signifikanten Unterschiede zwischen den vor und nach Belastung gemessenen Werten erkennen. Der mittlere Laktat-Pyruvat-Quotient steigt unter Belastung lediglich bei den Patienten signifikant an, wobei das Signifikanzniveau von Stadium IIa bis zum Stadium III kontinuierlich zunimmt.

9 Früherkennung

Die Erkenntnis, daß die Entstehung der Arteriosklerose ein lebenslanger Ablauf ist, sollte Veranlassung sein, außer der Erfassung prädisponierender Erkrankungen und sog. Risikokonstellationen erhöhte Aufmerksamkeit der frühzeitigen klinischen Erkennung der arteriosklerotischen Gefäßerkrankungen zu widmen. Die Früherkennbarkeit vor ausgeprägter folgenschwerer Manifestation ist bei der sozialmedizinischen Relevanz dieser Krankheit von einem besonders hohen prophylaktischen Wert. Eine Behandlung in fortgeschrittenen Stadien besitzt oft nur symptomatischen Charakter und hat auf die generalisierte Grundkrankheit keinen entscheidenden Einfluß, da die Erfolge der sekundären Prävention wesentlich schlechter als die der primären sind.

Die Arteriosklerose besitzt zwar bestimmte Prädilektionsstellen und lokalisatorische Dominanzen sowie geschlechtsgebundene Verschiedenheiten, ist aber generell als Systemerkrankung mit Neigung zur Polyphänie, vor allem in den höheren Dezennien, gekennzeichnet. Demzufolge ist zur Früherkennung eine modellhafte interdisziplinäre ärztliche Zusammenarbeit vieler Fachgebiete geboten. Dabei müssen wir uns darüber im klaren sein, daß die klinische Symptomatologie keineswegs zwangsläufig mit dem pathomorphologischen Befund korreliert.

Erst wenn das arterielle Lumen eines Gefäßes um 50% und mehr durch eine Stenose eingeengt ist, wird diese hämodynamisch wirksam. Deshalb können einfache arteriosklerotische Wandpolster nicht mit funktionellen Methoden erfaßt werden. Von den Bildverfahren ist die normale Angiographie mit Kontrastmittel mit der höchsten Aussagekraft versehen, jedoch mit einem relativ hohen Aufwand und einer nicht zu vernachlässigenden Komplikationsrate verbunden.

Die neuerdings zur Anwendung gelangte intravenöse Radionukleid-Angiographie ist ebenfalls nur zum Nachweis von Verschlüssen geeignet, nicht zur Erkennung von intimalen Wandveränderungen. Gleiches gilt für die Ultraschall-Arteriographie.

Deshalb sind wir in der Frühdiagnose der peripheren arteriellen Durchblutungsstörungen nahezu ausschließlich auf funktionelle Methoden angewiesen. Dabei muß unterschieden werden zwischen Untersuchungen, die die lokalen Veränderungen im Bereich der Stenose, und solchen, die die Folgeerscheinungen aufgrund der gestörten Kreislaufdynamik distal der Stenose erfassen.

Im Gebiet der Stenose treten Wirbel und Asymmetrien des Strömungsprofils auf, welche durch Arterienauskultation in Ruhe und vor allem nach Belastung nachgewiesen werden können. Auf die überall durchführbare Auskultation, vor allem nach Belastung, muß ausdrücklich noch einmal hingewiesen werden, da sie zum einfachsten, aber auch wichtigsten Rüstzeug der Früherkennung arterieller Gefäßerkrankungen zählt. Oft fehlt nämlich jede subjektive Symptomatik und bei Routineuntersuchungen unter Ruhebedingungen können Frühveränderungen nicht immer erfaßt werden. Ein weiteres invasives, aber hoch aussagefähiges Verfahren ist die Anwendung von gepulsten, mehrkanaligen Doppler-Ultraschall-Geräten mit bildlicher Darstellung des Strömungsgeschwindigkeitsprofils. Asymmetrien der Flußprofile, die nicht zum normalen Bild einer bestimmten Arterie passen, weisen nicht nur auf Stenosen, sondern schon auf Wandunregelmäßigkeiten hin (BOLLINGER et al., 1978).

Hämodynamisch wirksame Stenosen, also über 50% Einengung, führen zu Veränderungen der peripheren Kreislaufdynamik. Das Verhalten der meßbaren Druck- und Flußgrößen entspricht dann nicht mehr der Norm. Zunächst fällt die Antwort auf eine Belastung pathologisch aus, und erst später können Veränderungen schon in Ruhe erkannt werden. Dabei besteht ein wesentlicher Unterschied zwischen Druck- und Durchblutungsgrößen. Während in einer ersten Phase der Fluß durch poststenotische Senkung des Widerstandes aufrechterhalten wird, ist der Blutdruck bereits erniedrigt. Demzufolge können Frühveränderungen durch poststenotische Blutdruckmessungen früher und eindeutiger erkannt werden als durch Messung der Durchblutungsgrößen. Neuere Methoden, wie die mikromanometrische Messung des phasischen Blutdrucks und perkutane phasische

Flußmessungen, sind noch in Erprobung und bis jetzt Spezialkliniken vorbehalten.

Allgemeine Untersuchungsmethoden. Wie WIDMER (1963) bei einer langjährigen Verlaufsbeobachtung von 250 aorto-angiographierten Berufstätigen bezüglich der Sensitivität und Spezifität von angiologischen Untersuchungsmethoden feststellen konnte, besitzen die direkte Befragung, das Ruhe- bzw. Belastungsoszillogramm und die Arterienauskultation den höchsten und aussagefähigsten Wert. Hinzugefügt werden muß, daß auch Inspektion, kontrollierte Gehstrecke, Ratschowsche Lagerungsprobe, die seitendifferente Pulspalpation und vor allem die Auskultation unter Belastung verläßliche Kriterien der Früherfassung einer arteriellen Verschlußkrankheit darstellen (s. Tabelle 8).

Belastungsoszillographie. Das Ruheoszillogramm ist für manche Fälle, gerade für die Früherkennung, nicht ausreichend. Es muß deshalb ein sog. Belastungsoszillogramm angeschlossen werden, da hämodynamisch wirksame Stenosen oberhalb der Popliteagabel erst dadurch erkannt werden können. Gut kompensierte Stenosierungen oder gar Verschlüsse der A. femoralis und der A. iliaca können erst so durch ihre pathologische Belastungsreaktion nachgewiesen werden. Mit einem normalen Belastungsoszillogramm kann man so gut wie immer ein klinisch bedeutsames Strombahnhindernis oberhalb der Popliteagabel ausschließen. Bei einem pathologischen Belastungsoszillogramm gibt die Zeitdauer vom Ende der Belastung, die meist mit 40 Zehenstandsübungen ausgeführt wird, bis zur Rückkehr der erniedrigten Oszillationen auf den Ausgangswert einen guten Anhaltspunkt für die Funktionstüchtigkeit des Kollateralkreislaufes. Beim Unterschenkeltyp ist die Aussagefähigkeit nicht so hoch, es sei denn, es sind zwei oder drei Unterschenkelarterien betroffen. Bei Verschluß einer kann die Kompensation so gut sein, daß auch im Belastungsoszillogramm kein Nachweis einer Stenosierung erbracht werden kann (s. Abb. 20).

Ultraschall-Dopplersonde. Hämodynamisch bedeutsame Stenosen lassen sich neben der Belastungsoszillographie am treffsichersten durch Blutdruckmessung an den Knöchelarterien nach ausreichender

Belastung erkennen. Dieses Verfahren ist nach Anwendung von Doppler-Ultraschall-Geräten technisch einfach und für den Patienten nicht belastend.

Venenverschluß-Plethysmographie und Muskelgewebsclearance. Wesentlich aufwendiger und daher für die Praxis weniger geeignet sind Durchblutungsmessungen nach Arbeit oder nach arterieller Drosselung, wie sie mit Hilfe der Venenverschluß-Plethysmographie und der Muskelgewebsclearance mit ^{133}Xe durchgeführt werden können. Dabei sind die mittels der Gewebsclearance mit ^{133}Xe und der Venenverschluß-Plethysmographie gemessenen Werte der Ruhedurchblutung nicht aussagefähig. Die Zunahme des Strömungswiderstandes der zuführenden Arterien wird bei einer Durchblutungsstörung unter Ruhebedingungen durch eine entsprechende Abnahme des Widerstandes in den Arteriolen und Kapillaren kompensiert. Bei Messung der reaktiven Hyperämie zeigt sich, daß die Mehrdurchblutung um so geringer ist, je enger die Stenose der zuführenden Arterien bzw. je schlechter die den Verschluß umgebende Kollateralversorgung ist. Aus der Größe der reaktiven Mehrdurchblutung kann auf die funktionelle Leistungsreserve des Gefäßsystems rückgeschlossen werden. Darüber hinaus ist aber das sog. »Profil der reaktiven Mehrdurchblutung« (PRM) nach eigenen Feststellungen aussagekräftiger, da es mit der tatsächlichen Leistungsfähigkeit besser korreliert. Dieses Profil besagt, daß in direkter Abhängigkeit vom Schweregrad einer arteriellen Durchblutungsstörung ein volumenreduzierter, verspätet einsetzender »peak flow« und eine verlängerte reaktive Mehrdurchblutung resultieren.

Längsrheographie. Die bei trägheitslos registrierten Volumenpulsen mittels der Längsrheographie gebräuchlichsten Zeitmessungen sind die Inklinationszeit (I) und die Gipfelzeit (G) (s. Abb. 23). Darüberhinaus wurde ein weiterer Parameter in Größe und Vorzeichen der katakroten Fläche (KF) gefunden. Er entspricht einer Tangente vom Gipfelscheitelpunkt bis zum Gipfel der Nachwelle, bei Verlust dieser bis zur Grundlinie. Diese Fläche kann dann oberhalb der Tangente (positiv) oder unterhalb der Tangente (negativ) liegen und wird in Millimeter gemessen. Durch Division des Flächenwertes [in mm] mit der Amplitude [in mm] wird ein *katakroter Flächenindex (KFI)* – eine

quantitative Größe dieser Fläche – ermittelt. Dabei ist die Größe der
negativen katakroten Fläche als ein Maß für Elastizität und Gefäß-
weite anzusehen, hingegen die positive Fläche am katakroten Schen-
kel und bei integrierter Pulsform in Abhängigkeit vom Arterienverschluß und grobkalibrigen Kollateralkreislauf zu sehen.

Ein weiteres Kriterium, die sog. *Pulsgipfelverspätungszeit (PGV)*, die
sich aus der Gipfelrundung ergibt und sich rechnerisch erschließt aus
der Gipfelzeit minus Inklinationszeit, wurde an 230 peripheren
Längsrheogrammen (100 Extremitäten Gesunder sowie 130 Extremitäten arteriell Verschlußkranker) bestimmt. Anschließend wurde
quantitativ bei den Kranken durch Venenverschluß-Plethysmographie der Gesamtbluteinstrom gemessen.

Dabei fand sich lediglich für Gipfelzeit und Pulsgipfelverspätungszeit
eine deutliche Trennung zwischen kranken und gesunden Extremitäten. Um für den Einzelfall ein sicheres differentialdiagnostisches Kriterium in der Hand zu haben, wurde die Pulsgipfelverspätungszeit
mit der Gipfelzeit (PGV + G) summiert.

In dem daraus entstehenden Histogramm (Abb. 27) ist nur ein kleiner Überlappungsbereich bei 0,24 sec erkennbar. Mit Hilfe des T-
Testes ließ sich leicht ermitteln, daß ab 0,23 sec schon ein organisch-
arterieller Verschluß möglich (P≮0,005), aber bereits ab 0,24 sec
sicher anzunehmen ist (P≮0,05). Mit 5%iger Irrtumswahrscheinlich-
keit kennzeichnet demnach die Zeitsumme von PGV + G =
0,24 sec einen arteriellen Verschluß. Somit läßt sich daraus ein orga-

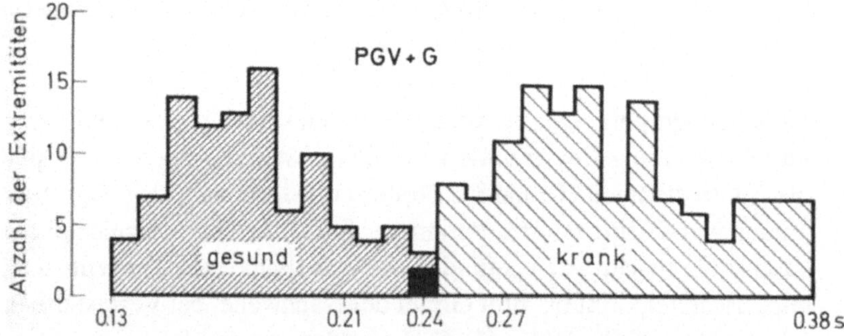

Abb. 27. Histogramme der Volumenpulszeiten (Pulsgipfelverspätungszeit +
Gipfelzeit). Die Summation beider erhöht die Trennfähigkeit. Der Mittelwert
der Gesunden liegt bei 0,8 ± 0,03 sec, bei den Kranken 0,31 ± 0,04 sec. Die
Überschneidungszone beträgt lediglich 1,6%

nisch-arterieller Verschluß ohne weitere Zusatzuntersuchungen oder Eichung sicher diagnostizieren.

Die Beziehungen von Pulsgipfelverspätungszeit und Größe der durch Venenverschluß-Plethysmographie bestimmten Mehrdurchblutung lassen eine fast lineare Abhängigkeit zwischen der Größe des so bestimmten Kollateralkreislaufes und der Pulsgipfelverspätungszeit erkennen, d. h. je kleiner die Pulsgipfelverspätungszeit ist, desto größer muß die funktionelle Reserve des Kollateralkreislaufes beurteilt werden. Eine Pulsgipfelverspätungszeit von 0,04 sec kennzeichnet eine nahezu normale Funktionsreserve, während eine Pulsgipfelverspätungszeit von 0,10 sec nur noch die Hälfte anzeigt.

Die Tatsache, daß sich arterieller Verschluß und Kollateralisationsgrad durch Pulskurvenanalyse rechtzeitig mathematisch sichern lassen, ist für die Früherkennung arteriosklerotischer Veränderungen von relevanter praktischer Bedeutung.

Bei den peripheren Gefäßen ist – auch in Kenntnis gewisser Interpretationsschwierigkeiten – das bisher sicherste Verfahren zur Feststellung arteriosklerotischer Frühveränderungen die *Angiographie*. Durch die von BLANKENHORN (1977) angegebene neuere Technik der Vermessung und computergesteuerten Auswertung von Serienangiogrammen bietet sich die Möglichkeit, nicht nur initiale Polsterbildungen, sondern auch regressive Veränderungen einigermaßen sicher zu erfassen. Für Screening-Untersuchungen kommt dieses Verfahren jedoch nicht in Frage, es bleibt speziellen Fällen vorbehalten.

Zusammenfassung. Die hier näher angegebenen Kriterien zur Früherkennung arteriosklerotischer Gefäßerkrankungen haben sich zum größten Teil mit Hilfe der Fischerschen Diskriminanzanalyse ermitteln lassen. Sie sind bei einem Vergleich zwischen einem gesunden Vergleichskollektiv und Arteriosklerotikern gewonnen worden und haben somit ihre statistisch signifikante positive Aussagefähigkeit mathematisch unter Beweis gestellt. Das haben auch zahlreiche andere korrelationsstatistische Untersuchungen ergeben. Geht man über das Einzelergebnis für ein entsprechendes Kriterium hinaus und errechnet die sog. Kennzahl – sie entsteht bei Summierung der Produkte aus Diskriminanzkoeffizienten und Meßwert der verbliebenen Parameter – so läßt sich für jeden einzelnen Patienten ein Gradmesser seines Arteriosklerosebefalls ermitteln.

Während Stenosen von hämodynamischer Bedeutung heute zuverlässig mit Hilfe klinischer Hinweiszeichen, Provokationsverfahren und der erwähnten Meßmethoden erfaßt werden können, fehlen nichtinvasive Verfahren zur Früherkennung arteriosklerotischer Polsterbildungen. In dieser Fragestellung ist die Angiographie bisher sämtlichen anderen Methoden überlegen, kann aber aus naheliegenden Gründen nicht routinemäßig in der präventiven Vorfelddiagnostik eingesetzt werden. Eine neue, z. Z. auf hautnahe Gefäßabschnitte begrenzte Möglichkeit besteht in der Anwendung instantaner, gepulster Doppler-Ultraschall-Geräte, mit welchen durch Wandveränderungen verursachte Asymmetrien des Strömungsprofils nachgewiesen werden. Das Auflösungsvermögen der Ultraschall- und der Isotopen-Angiographie genügt bisher nicht, um beginnende Wandveränderungen darzustellen. Von einer Verbesserung dieser atraumatischen Methoden und ihrer Anwendung wäre ein tieferes Verständnis der degenerativen Gefäßerkrankungen zu erwarten.

10 Angiopathia diabetica

Angiopathia diabetica ist ein Sammelbegriff für alle Gefäßerkrankungen, die bei Diabetikern auftreten.

Seit längerer Zeit ist bekannt, daß Diabetiker vorzeitig und verstärkt an einer Arteriosklerose der unteren Extremitäten und bevorzugt der distalen Abschnitte erkranken. Außerdem finden sich funktionelle und strukturelle Veränderungen an kleinen Blutgefäßen verschiedener Gefäßprovinzen. Als eigenständige Syndrome wurden die diabetische Nephropathie (KIMMELSTIEL u. WILSON, 1936) und bereits 1890 die diabetische Retinopathie (THIEL, 1956) beschrieben.

Den Nachweis einer spezifischen diabetischen Gefäßkrankheit, der Angiopathia diabetica, führten jedoch erst BÜRGER (1954) und unabhängig davon LUNDBEAK (1954). Letzterer sprach insbesondere vom »spätdiabetischen Syndrom«. Die diabetische Angiopathie als Spätkomplikation erlangt mit steigender Lebenserwartung der Diabetiker zunehmend an Bedeutung – die meisten Diabetiker sterben nicht mehr im Koma, sondern an ihrem Gefäßleiden. Als beweisend für eine Angiopathia diabetica spezifica werden

1. das abweichende funktionelle Verhalten der diabetischen Gefäße und
2. die angiochemischen Studien

angesehen, welche Unterschiede im chemischen Aufbau der Arterienwand von Diabetikern und Arteriosklerotikern ergeben haben (HEVELKE, 1956; RANDERATH und DIEZEL, 1958). RANDERATH und DIEZEL (1956) konnten beim Diabetes mellitus besonders gelagerte hochpolymere Mukopolysaccharide in Intimaplaques nachweisen, so daß sie von »Mukopolysaccharid-Plaques« (MPS-Plaques) sprachen.

Andere Autoren konnten dies nicht bestätigen, so daß sie eine einheitliche Genese bei der Entstehung der Makroangiopathie sowohl beim Arteriosklerotiker als auch Diabetiker annehmen. Danach sei die Arteriosklerose als Folge des Diabetes mellitus anzusehen, und zwar aufgrund der hierbei gehäuft vorkommenden Risikofaktoren (WAHL et al., 1977) als auch aufgrund der Kombination von Risikofaktoren mit der diabetischen Mikroangiopathie.

Die gleichmäßige Geschlechtsverteilung gerade bei der Extremitätengangrän der Diabetiker ist hingegen ein weiteres Indiz, daß es sich dabei um ein spezifisches Leiden handelt, welches in erster Linie von der Stoffwechselanomalie geprägt wird. Gerade der Befall kleinster Gefäße (Vasa vasorum) wird – wie bereits erwähnt – häufig als Ursache der Erkrankung der großen Gefäße bei Diabetikern angesehen.

Neben metabolischen Faktoren fungieren als pathogenetische Bindeglieder zwischen Diabetes mellitus und Arteriosklerose die erheblich schlechtere kapillare Durchblutung sowie eine universelle Permeabilitätsstörung, vor allem eine erniedrigte Kapillarresistenz.

Nach REDISCH (1977) sind vor allem Veränderungen der rheologischen Verhältnisse nicht nur in der Endstrombahn, sondern auch in der Arterienwand dafür verantwortlich. Die Abnahme der Viskosität und damit Zunahme der Scherkraft (und umgekehrt) in Abhängigkeit vom Grad der Zelldesaggregation und der Deformierbarkeit der Zellen spielt dabei ebenso eine Rolle wie die durch Veränderung des Radius bedingte Änderung des Geschwindigkeitsprofils und rapide Beeinflußung der Schergeschwindigkeit. Dies geht mit einer Veränderung der endothelialen Permeabilität einher.

Vor allem dem Arbeitskreis um SCHMID-SCHÖNBEIN gelang der Nachweis, daß sich beim Diabetiker die mikrorheologischen Eigenschaften des Blutes von Beginn der Erkrankung an von der Norm unterscheiden. Erhöhte Fibrinogen- und Alpha$_2$-Makroglobulin-Konzentrationen führen nicht nur zu erhöhter Plasmaviskosität, sondern auch zu gesteigerter und pathologisch veränderter Erythrozytenaggregation. Dadurch ist die Vollblutviskosität vor allem bei langsamer Strömung erhöht. Während diese rheologischen Veränderungen weitgehend unabhängig von metabolischen Vorgängen sind, ist die Verformbarkeit der Erythrozyten nicht nur allgemein vermindert, sondern auch eindeutig abhängig von der Güte der Stoffwechseleinstellung. Es besteht eine direkte, kausale Beziehung zwischen den rheologischen Frühveränderungen des Blutes und den degenerativen Spätstadien.

Im Vordergrund steht demnach die diabetische Mikroangiopathie, auch *Capillaropathia diabetica* genannt. BÜRGER (1954) schließt aus bestimmten Beobachtungen, daß die Angiopathia diabetica sich im gesamten Kapillargebiet der Zuckerkranken manifestiert, auch in Gebieten, die nicht gangränbedroht sind. Die diabetische Angiopathie manifestiert sich aber nach COSSEL in den verschiedenen Kapillargebieten in Abhängigkeit von der funktionellen Belastung. Es ergibt sich dabei folgende Reihung:

Morphologisch läßt sich zwischen einer reinen (genuinen) und diabetisch bedingten Arteriosklerose keine Differenz feststellen.

Die *klinische Sonderstellung* ist jedoch unverkennbar. Sie ist gekennzeichnet durch den nahezu ausschließlich akralen Beginn der Nekrosen und durch die erhöhte infektiöse Gefährdung. Auffällig ist des weiteren ein Mißverhältnis zwischen oft guter Durchgängigkeit der großen Stammarterien, dem Ausmaß der peripheren Nekrose bei Schmerzlosigkeit und die Seltenheit des intermittierenden Hinkens als Anfangszeichen der Durchblutungsnot beim Diabetiker. Auch hier ist die Erklärung dafür im peripheren Angriffspunkt der diabetischen Stoffwechselstörung im Bereich von Kapillaren und kleinsten Arterien zu suchen in Verbindung mit einer nahezu immer bestehenden Neuropathia diabetica. Demnach haben wir es zumeist mit einem Mischbild zu tun.

Übereinstimmend wurde festgestellt, daß mit zunehmender Dauer des Diabetes die Frequenz der spezifischen Arterienerkrankung ansteigt. Die *Angiopathie-Häufigkeit* liegt jedoch bei schlechter Dauerführung höher als bei guter (MOHNIKE, 1959; SEIGE et al., 1970). Sie ist nicht der Schwere des Diabetes mellitus direkt proportional.

Das Wesen der *diabetischen Kapillarveränderungen* sah man bis vor einigen Jahren in einer unregelmäßigen Verdickung der Basalmembran. Hinzu kommt eine Verdickung der Endothelzellen, z. T. bedingt durch ödematöse Schwellungsvorgänge in den Endothelzellen selbst. Das orthologisch schmale subendotheliale Grundhäutchen, die Basalmembran, ist dabei herdförmig oder über lange Strecken homogen und lamellär verbreitert. Die Beschichtung des Grundhäutchens entsteht durch optisch leere Spalten, die wahrscheinlich durch Einlagerung von Flüssigkeit bedingt sind. Ferner finden sich vermehrt Einschlüsse, die als Fettpartikel, Eiweißniederschläge und Kristalle gedeutet werden. In der Wand kleiner Hautgefäße tritt bei Zuckerkranken mehr Globulin als bei Stoffwechselgesunden auf (FUCHS, 1964, 1965). Somit kann das Grundhäutchen wahrscheinlich durch Quellung und echten Substanzeinbau oder verminderten Abbau verdickt werden. Statistisch gesicherte Beziehungen zwischen Basalmembranverdickung und diabetischer Gangrän fehlen. Die Verdickung der Basalmembran findet sich nur bei einem Teil der Langzeitdiabetiker. Auch sind nicht bei allen Patienten mit manifesten Störungen des Kohlenhydratstoffwechsels diabetische Angiolopathien nachweisbar. Deshalb kann eine prädiabetische Basalmembranverdickung, wie sie von SIPERSTEIN et al. postuliert wurde, nur bestimmte Fälle betreffen. Auch treten erste Veränderungen am Augenhintergrund bei jugendlichen Diabetikern nur ausnahmsweise vor dem 18., meist erst nach dem 20. Lebensjahr auf. Daß jedoch früheste Formen der diabetischen Retinopathie der Diabetesmanifestation vorangehen können, gilt als sicher. Es ist nicht erwiesen, daß diabetische Gefäßschäden durch Insulin auf immunologischem Wege verursacht werden.

Seit einigen Jahren werden die bis dato als sicher angesehenen Zusammenhänge zwischen Kohlenhydrat-Stoffwechselstörungen und spezifischen Gefäßveränderungen in Zweifel gestellt. ALEXANDER und CACHOVAN (1977) haben an einer großen Diabetikerzahl nachgewiesen, daß die arterielle Verschlußkrankheit und kapilläre Zirkulationsstörungen in ihrer Häufigkeit und Schwere keine Abhängigkeit von der Krankheitsdauer und keine Korrelation zum Therapieregime zeigen. Auch DIEZEL fand, daß schon zu Beginn des Diabetes mellitus am Gefäßsystem der Retina, der Haut und der Konjunktiven funktionelle Veränderungen auftreten. Es äußert sich darin, daß sich der Gefäßtonus verringert und die Permeabilität zunimmt. Licht- und elektronenmikroskopische Untersuchungen haben ferner ergeben, daß schon nach einjähriger Manifestation des Diabetes mellitus und sogar schon beim Prädiabetes Verdickungen der Basalmembran zu finden sind. Somit wäre anzunehmen, daß es bei Auftreten einer Kohlenhydrat-Stoffwechselstörung zunächst zu einer rein funktionellen Störung an den Kapillaren kommt, die durch entsprechende Behandlung reversibel wäre. Erst später würden degenerative Veränderungen an den Gefäßen einsetzen. DITSCHUNEIT (1965) legt die Vermutung nahe, daß schon bei Prädiabetikern der erhöhte Glykoproteingehalt des Blutes mit Veränderungen an den Blutgefäßen im Zusammenhang steht. Bereits in dieser Phase der Erkrankung trete eine Angiopathie an den kleinen Blutgefäßen auf, die den Anfangsstadien der bekannten Mikroangiopathia diabetica zumindest sehr ähnlich sehe. Lichtplethysmographische Untersuchungen lassen nach ALEXANDER und CACHOVAN (1977) bereits im Stadium des latenten Diabetes mellitus eine deutliche Gefäßschädigung erkennen.

Diesem kurzen Überblick ist zu entnehmen, daß zur Aufdeckung des wahren Sachverhaltes bei der Capillaropathia diabetica noch ein breites Forschungsfeld offen steht.

11 Behandlungsprinzipien

11.1 Allgemeine Maßnahmen und therapeutische Zielsetzungen

Ziel aller therapeutischen Bemühungen ist im Idealfall eine vollständige Wiederherstellung der Strombahn und damit eine Normalisierung der Versorgung der betroffenen Areale mit Sauerstoff und Nährstoffen.

Für eine in diesem Sinne zu verstehende kausale Therapie stehen zwei verschiedene Möglichkeiten zur Verfügung. Einmal die direkte gefäßchirurgische Intervention in verschiedenen Modifikationen und zweitens die thrombolytische Therapie mit Auflösung der verschließenden Thrombusanteile. Das ist jedoch nur möglich, solange diese noch nicht völlig bindegewebig organisiert oder endothelialisiert sind. Ist eine diesbezügliche kausale Therapie, deren Ziel es ist, durch Verbesserung der Zirkulationsverhältnisse in Ruhe und unter Belastung ein besseres Blutangebot zu gewährleisten, nicht möglich, so ist eine symptomatische Behandlung über Erweiterung der Kollateralen vorzunehmen. Darüber hinaus gilt es, die Blutbestandteile und die Fließeigenschaften des Blutes zu normalisieren. Somit also durch eine Vielfalt von Maßnahmen die Gliedmaßen zu erhalten, die Beschwerden zu beseitigen sowie nach Möglichkeit eine Progredienz und damit ein Rezidiv zu verhindern.

Wir müssen uns jedoch darüber im klaren sein, daß die von uns ausgesprochene sog. kausale Therapie einer Wiedereröffnung der Strombahn ebenfalls nur eine symptomatische, wenn auch sehr wirkungsvolle und dankbare Maßnahme darstellt. Eine echte kausale Therapie im eigentlichen Sinne besteht ausschließlich in der Behandlung der Grundkrankheit, der Arteriosklerose.

Damit sind wir bei der entscheidenden Frage angelangt, ob eine kausale Therapie der den Gefäßveränderungen zugrundeliegenden Vorgänge möglich ist. Letztlich also die Frage, ob die Arteriosklerose rückbildungsfähig ist. Für die Reversibilität der Arteriosklerose gibt es zahlreiche neuere tierexperimentelle Belege und auch eine ganze Reihe von **Beobachtungen am Menschen. So wurde** beispielsweise im Sektionsgut nach den beiden Weltkriegen ein ganz wesentlich geringerer Anteil arteriosklerotischer Gefäßveränderungen gefunden als in vergleichbaren Vorkriegsjahrgängen. Auch nach konsumierenden Krankheiten, wie beispielsweise Leberzirrhose und Tuberkulose, nach zytostatischer Behandlung, aber auch nach drastischer Serum-Cholesterinsenkung, **teils durch medikamentöse** Maßnahmen, teils durch ileale **B**ypass-Operationen, wurde ein Rückgang vorbestehender arteriosklerotischer Veränderungen beobachtet. In jedem Falle sind aber einschneidende Maßnahmen zu einer Umstellung der Lebensweise erforderlich. Es ist verständlich, daß diese Maßnahmen im Stadium II der Arteriosklerose, also noch vor Beginn der klinischen Manifestation einsetzen sollten, um erfolgversprechend sein zu können. Man muß sich jedoch darüber völlig im klaren sein, daß Rückbildungsvorgänge auch nach völliger Beseitigung der Risikofaktoren nur in Grenzen möglich sind. Im Stadium III oder IV der Arteriosklerose ist eine Reversibilität nur sehr schwer, wenn überhaupt vorstellbar (Tabelle 10).

Tabelle 10. Allgemeine Behandlungsmaßnahmen bei AVK (Basistherapie)

1. *Beseitigung der Risikofaktoren*
   Rauchverbot
   Diätberatung, Gewichtsreduktion
   Medikamentöse Behandlung von Hyperlipoproteinämie und Hypertonie
2. *Behandlung von*
   Herzinsuffizienz und Rhythmusstörungen
   Hypotonie
   Hyperurikämie
   Diabetes mellitus
   Fokalsanierung
3. *Vernünftige Lebensweise*
   Regelmäßige Bewegung
   Vermeiden von Kälte- und Nässeexposition
   Keine lokale Wärmeanwendung an Händen bzw. Füßen
   Vorsicht bei Verbänden, Fußpflege usw.

11.2 Primäre und sekundäre Prävention durch Ausschaltung der Risikofaktoren

Unter primärer Prävention versteht man Maßnahmen, die vor Manifestation klinischer Erscheinungen eingesetzt werden, und unter sekundärer Prävention solche nach einem abgelaufenen Ereignis in der Periode der Rehabilitation zur Unterbindung weiterer schädlicher Auswirkungen.

Eine Behandlung in fortgeschrittenen Stadien besitzt zugegebenermaßen oft nur symptomatischen Charakter und hat auf die generalisierte Grundkrankheit keinen entscheidenden Einfluß. Die Erfolge der sekundären Prävention sind wesentlich schlechter als die der primären. Die Feststellung, daß die Arteriosklerose zumeist in einer lebenslangen Entwicklung begriffen ist und wir demzufolge im Sinne einer echten Prävention schon frühzeitig ärztliche Maßnahmen zum Einsatz bringen müssen, rechtfertigt großangelegte gesundheitspolitische Aufklärungskampagnen schon im frühen Alter. Mit den Worten von SCHETTLER ausgedrückt heißt dies, daß die Prävention keine Angelegenheit der Geriatrie ist, sondern bereits in der Pädiatrie beginnen sollte. Aufgrund der weltweiten neueren Erkenntnisse der Epidemiologie ist deshalb die primäre Prävention als ein vordergründiges Hauptanliegen der Angiologie anzusehen. Damit ist ein Vordringen an die Wurzel des Übels möglich. Die primäre Prävention ist aber letztlich eine Sache der Gesundheitserziehung. Der Mensch muß motiviert werden, Empfehlungen zur Vermeidung der Arteriosklerose zu akzeptieren. Er muß die Risikokonditionen kennen, welche generell und im Einzelfalle bestehen.

Unsere therapeutischen Angriffspunkte sind deshalb die bekannten Risikofaktoren, die in unterschiedlicher Wertigkeit für alle Gefäßprovinzen Geltung besitzen. Man muß sich aber darüber im klaren sein, daß die Arteriosklerose ein sog. polyätiologisches Leiden ist und wir auch genügend Fälle kennen, wo trotz sorgfältiger Suche keine der bekannten Risikofaktoren erfaßbar ist. Trotzdem sind Angriffe auf die These von den Risikofaktoren als den wesentlichen Schrittmachern der arteriosklerotischen Gefäßerkrankungen von vornherein so lange zum Scheitern verurteilt, als wir nicht über besseres Wissen verfügen. Es ist EPSTEIN (1972) zu folgen, daß jeder

Zweifel an der Richtigkeit der Risikofaktoren im Arterioskleroseverlauf wissenschaftlich eindeutig widerlegbar ist. Auch die immer wieder zu hörende Meinung, die Ausmerzung oder Minderung der Risikofaktoren sei für die Therapie und auch die Prävention der Gefäßkrankheiten sinnlos, läßt sich durch zahlreiche eindeutige Ergebnisse widerlegen.

Unter den ätiologischen Faktoren, welche neben den genetischen die Entwicklung der Arteriosklerose beschleunigen und verstärken, gibt es nach SCHETTLER die Risikofaktoren erster und zweiter Ordnung. Jeder der Faktoren erster Ordnung – Hypertonie, Hyperlipoproteinämie, Zigarettenrauchen – kann singulär wirken. Faktoren der zweiten Ordnung bedürfen weiterer Risiken, welche dann Risikokonstellationen oder -konditionen entstehen lassen. Je mehr bekannte Risikofaktoren zusammenkommen, um so frühzeitiger und schwerer treten arteriosklerotische Komplikationen auf. Die Risikokonstellationen der Zerebral- und Koronarsklerose stimmen überein, während die periphere Angiopathie bevorzugt durch das Nikotin, den Diabetes mellitus sowie durch Hyperlipoproteinämien des Typs III und IV bewirkt wird. Bemerkenswert ist insbesondere, daß das Risiko nicht linear mit der Zahl der Faktoren, sondern kumulativ wächst.

Die Behandlung und vorzugsweise die Prävention bestehen in der möglichst frühzeitigen Bekämpfung dieser als prädisponierende Faktoren erkannten Krankheiten. In Kenntnis der dadurch drohenden Gefahren müssen die therapeutischen Maßnahmen so frühzeitig wie möglich einsetzen. Darunter fällt, daß

- das Rauchen eingestellt wird,
- mit Hilfe von natriumarmer Kost und zusätzlichen medikamentösen Maßnahmen der Hochdruck bekämpft wird,
- Stoffwechselkrankheiten durch diätetische Maßnahmen, wie Gewichtsreduktion und lipidsenkende sowie den Diabetes mellitus beeinflußende Medikamente behandelt werden.

Notwendig sind dabei verringerte Kalorienzufuhr und gesteigerter Kalorienverbrauch durch körperliche Betätigung, Behandlung der Hyperurikämie durch Gewichtsreduktion, Alkoholverbot und Allopurinol, ferner Erziehung zu einer gesundheitsbewußten Lebensweise. Es handelt sich hier um die wichtigsten grundlegenden therapeutischen Maßnahmen, um die kausale Behandlung der Arteriosklerose.

11.3 Zentrale Hämodynamik

Eine der wichtigsten und am wenigsten umstrittenen Grundvoraussetzungen zur Behandlung auch der AVK stellt die Gewährleistung eines ausreichenden *Herzzeitvolumens* dar. Bereits bei Verdacht auf Vorliegen einer latenten Herzinsuffizienz, die sich bei Patienten mit AVK in Anbetracht der dadurch eingeschränkten Belastungsfähigkeit nur allzuleicht der Erfassung entzieht, sollte immer eine Digitalisierung erfolgen. Erst recht natürlich bei Vorliegen von Zeichen einer manifesten Herzinsuffizienz. Bei Unklarheit über die Notwendigkeit kann durchaus einmal mehr als weniger eine sog. probatorische Digitalisierung, vor allem bei Patienten über 60 Jahren, vorgenommen werden. Dies ist besonders dann angebracht, wenn gleichzeitig eine systemische Behandlung mit Vasodilatantien oder Dextranen erfolgt, da diese häufig eine Zunahme, aber auch eine Abnahme des Herzzeitvolumens bedingen können. Die Verbesserung der »vis a tergo« durch die Digitalisierung zählt demnach zu den wichtigsten grundlegenden therapeutischen Maßnahmen. Sie sollte insbesondere bei den schweren Stadien immer durchgeführt werden.
Ebenso ist eine Beseitigung von *Herzrhythmusstörungen* von grundsätzlicher Bedeutung in Bezug auch auf das periphere Flußvolumen. Dies wird klinisch oft dadurch deutlich, daß bei vorbestehender AVK nach Eintritt eines Herzinfarktes mit nachfolgender Blutdrucksenkung oder Rhythmusstörungen eine eklatante Verschlechterung der AVK eintritt. Diese kann soweit gehen, daß die zentrale Symptomatik von der peripheren überlagert wird.
Wir konnten bei Patienten mit absoluter Arrhythmie statistisch eindeutig nachweisen, daß nach gelungener Rhythmisierung durch Digitalisierung, Chinidinisierung oder durch anderweitige Maßnahmen mit Erreichen des physiologischen Sinusrhythmus eine deutliche Er-

höhung der Unterschenkeldurchblutung eintritt. Bei Patienten mit gesunden peripheren Gefäßen war die Blutflußsteigerung doppelt so hoch wie bei den Patienten mit einer AVK im Stadium II. Natürlich ist die Flußsteigerung abhängig von der Ausdehnung und Schwere der peripheren Durchblutungsstörung.

Die Normalisierung der Herzschlagfolge ist demzufolge ebenso wie die Implantation eines Schrittmachers bei ausgeprägter *Bradykardie* auch für die Peripherie ein Faktor, der Beachtung verdient und in eine sinnvolle, polytop angreifende Therapie eingebaut werden muß.

11.4 Perfusionsdruckerhöhung

Die Erhöhung des hydrostatischen Druckes wird seit langem empirisch durch Tieflagerung der stark ischämischen Extremität erreicht. Allein dadurch kann eine Überwindung des kritischen Verschlußdruckes möglich sein.

Ein Antihypotonikum bewirkt meist einen signifikanten Blutdruckanstieg, so daß seine Anwendung auf Personen mit relativ hypotoner Blutdrucklage beschränkt bleiben muß. Sie verbietet sich unter allen Umständen bei stärkeren Graden einer arteriellen Hypertension und bei Funktionsstörungen von Herz, Gehirn und Nieren ohne vorherige Behebung derselben. Die Zahl der Patienten mit niedrigem Blutdruck ist jedoch relativ hoch, sie beträgt etwa 20% der von einer AVK Betroffenen. Man benutzt dazu in erster Linie Sympathikomimetika (z. B. Effortil) oder Kombinationspräparate (z. B. Akrinor). In den Stadien III und IV ist auch bei Normotonie der Einsatz gerechtfertigt.

Die Kombination von Antihypotonika und i. a. infundierten, kurzwirksamen Vasodilatantien hat zur Folge, daß durch die Vasodilatation kein Abfall des Perfusionsdruckes zustandekommt, d. h. diese kombinierte Therapie bewirkt bei schweren Stadien der Durchblutungsstörung eine gezielte Steigerung des Druckgefälles mit prä- und poststenotischem Angriffspunkt. Die Erhöhung des Systemblutdruckes ist auch durch die mehrmonatige Anwendung von Mineralokortikoiden (9-Fluorhydrocortison) = 3 × 1 Astonin-H möglich. Man spricht dann von einer induzierten Hypertonie, die zur Behebung von Ruheschmerzen, Abheilung von Nekrobiosen und der Gewinnung von Zeit zur Ausbildung von Kollateralen gezielt eingesetzt wird.

Im folgenden kurz einige eigene Ergebnisse:
Der Mittelwert des prämedikamentös gemessenen systolischen Blutdruckes betrug 116,8 Torr und stieg nach Applikation auf 126,42 Torr an. Der Puls zeigte mit 70 und 72,3 keinen wesentlichen Unterschied, während die kontrollierte Gehstrecke eine Zunahme von 322,60 auf 373,14 m erkennen ließ. Es kommt demnach zu einem mäßigen, jedoch statistisch signifikanten (t = 2,448) Blutdruckanstieg, kaum einer Frequenzerhöhung (t = + 0,648), aber zu einer deutlichen, statistisch signifikanten (t = 2,843) Gehstreckenzunahme (Abb. 28). Diese Messungen erfolgten am gleichen Tage vor und nach Applikation des Medikamentes.
Bei gleichsinnigem Verhalten von systolischem Blutdruck und Puls ist desweiteren ein Anstieg der Mittelwerte der reaktiven Mehrdurchblutung von 4 auf 6 ml bei den Messungen am 2. Tag erkennbar (Abb. 29). Diese Zunahme ist statistisch signifikant (t = 2,24).
Messungen des integrierten Kapillardruckes ergaben nur eine diskrete, nicht signifikante Erhöhung (Abb. 30). 9 Patienten im Stadium IIb boten ein pathologisches Profil der reaktiven Mehrdurchblutung. Nach Applikation des Antihypotonikums konnte eine Normalisierung desselben registriert werden (Abb. 31).

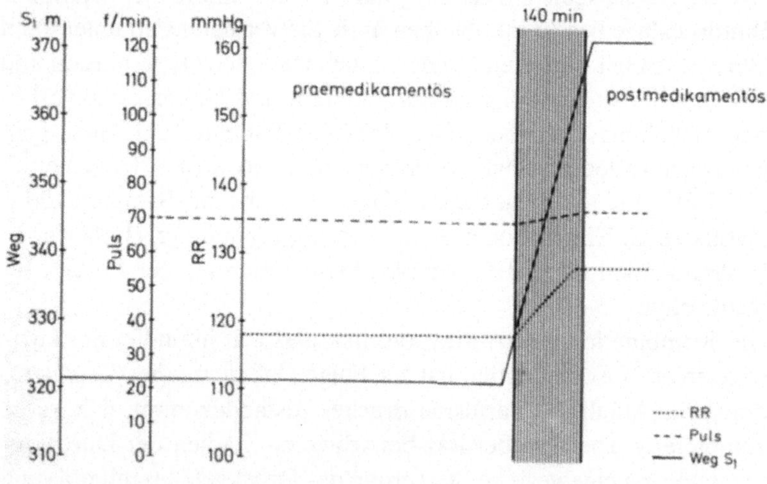

Abb. 28. Mittelwerte von systolischem Blutdruck, Pulsfrequenz und kontrollierter Gehstrecke (75 m/min) bei 30 Patienten mit einer AVK unter antihypotoner Therapie

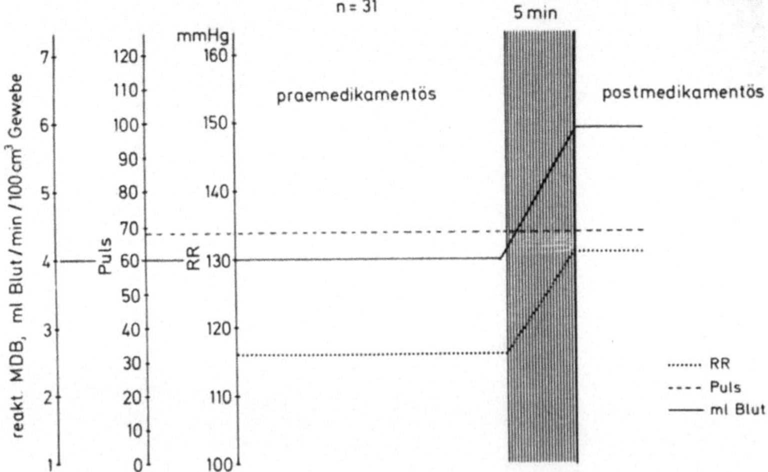

Abb. 29. Verhalten der systolischen Blutdruckwerte und der venenverschluß-
plethysmographisch gemessenen reaktiven Mehrdurchblutung bei 30 Patienten mit AVK unter antihypotoner Therapie

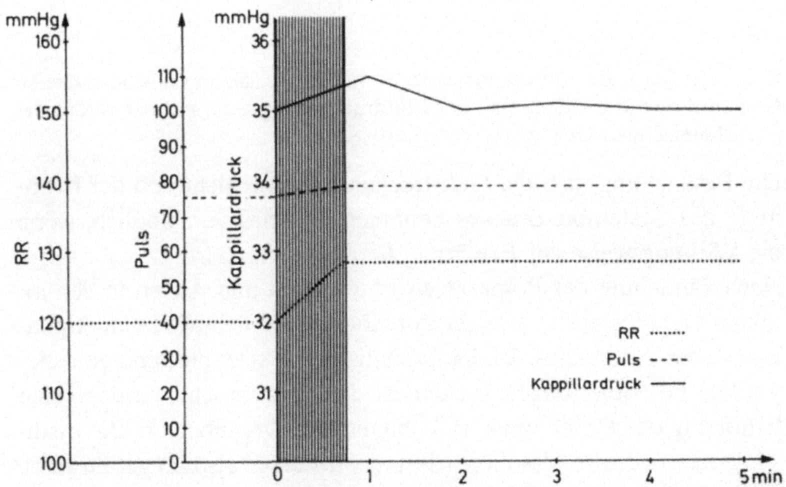

Abb. 30. Verhalten des integrierten Kapillardruckes unter antihypotoner
Therapie bei 30 Patienten mit AVK

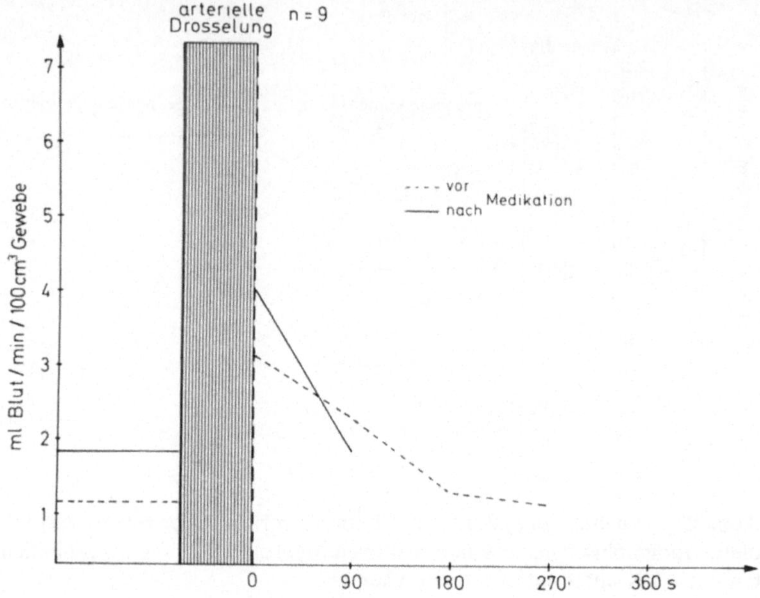

Abb. 31. Darstellung des Profils der reaktiven Mehrdurchblutung unter antihypotoner Therapie bei 9 Patienten mit AVK

Beim Vergleich des Blutdruckanstieges mit der verlängerten schmerzfreien Gehstrecke wird deutlich, daß der Blutdruckanstieg nicht mit der verlängerten schmerzfreien Gehstrecke korreliert (Abb. 32).

Die Feststellung, daß die Gehstreckenzunahme nicht von der Erhöhung des Systemblutdruckes abhängig ist, wird verständlich, wenn die Wirkungsweise zur Erklärung herangezogen wird.
Nach Einnahme des Präparates werden Haut und Akren in den intakten Gefäßbezirken weniger durchblutet, ähnlich wie beim Alpha-Effekt des Adrenalins. In der ischämischen Extremität und ganz besonders bei Belastungen verhindert die metabolische Azidose eine Erhöhung des Gefäßtonus im ischämischen Organbezirk. Die medikamentös bedingte Vasokonstriktion wird dabei also im gefährdeten Bezirk durch lokale Regulation inhibiert. Bei längerem Bestehen ist hierbei noch eine verminderte Arteriolenmotilität vorhanden. Eine Blutvolumenverschiebung in die ischämische Extremität als Folge ist

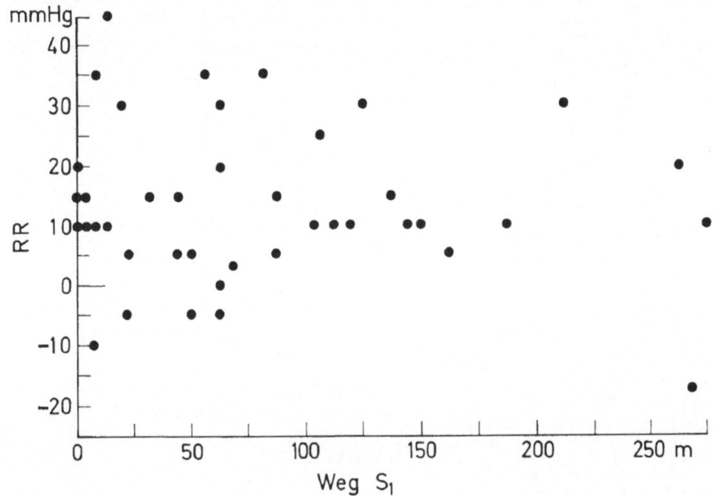

Abb. 32. Vergleich des Blutdruckanstieges mit der verlängerten schmerzfreien Gehstrecke nach Einnahme des antihypotonen Medikamentes bei 30 Patienten mit AVK

anzunehmen, da aufgrund der Erhöhung des Systemblutdruckes der Perfusionsdruck ansteigen muß (Abb. 33).

Die Arteriolenkonstriktion an den nichtobliterierten Extremitäten läßt sich nach i. v. Applikation im akralen Rheogramm mit dem Auftreten der bekannten sägezahnförmigen Katakrotie (KAPPERT, 1976) nachweisen (Abb. 34).

Ein Beta-Effekt, wie er beim Adrenalin bekannt ist, ist bei dieser Medikation nicht vorhanden, da eine obligate Herzfrequenzsteigerung nachgewiesenermaßen ausblieb. Eine über die Betarezeptoren zustandekommende Erweiterung der Skeletmuskelgefäße (EHRINGER, 1974), entsprechend dem Wirkungsmechanismus des Adrenalins, ist hierbei also nicht anzunehmen.

In Kenntnis des Wirkungsmechanismus wird verständlich, daß eine Mehrdurchblutung ischämischer Organbezirke durchaus auf einer Volumenverschiebung innerhalb des gesamten arteriellen Gefäßsystems beruhen kann, ohne daß dabei eine Erhöhung des Systemblutdruckes obligat zu sein braucht. Eine Volumenverschiebung ist ganz besonders im Stadium III und IV auch in Ruhelage zu erwarten, also

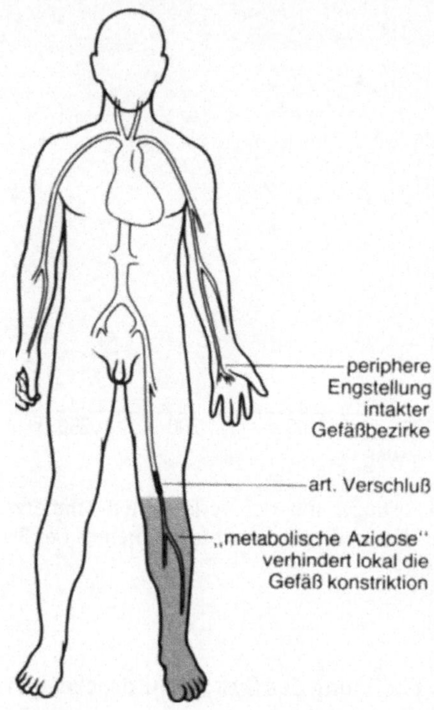

Abb. 33. Schematische Darstellung der vermutlichen Wirkungsweise antihypotoner Medikamente bei Angioorganopathie

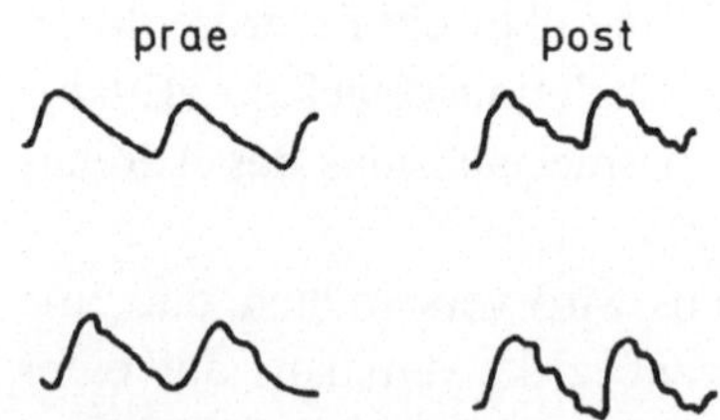

Abb. 34. Akrales Rheogramm vor und nach i. v. Applikation eines Antihypotonikums an den gefäßgesunden Extremitäten. Auftreten einer sägezahnförmigen Katakrotie als Ausdruck der peripheren Vasokonstriktion nach Zufuhr des Medikamentes

gerade in den Stadien, in denen eine Vasodilatation seltener therapeutischen Nutzen bringt.

In der Kombination von Antihypotonika mit i. a. infundierten Vasodilatantien ergeben sich Vorteile, die darin liegen, daß ein durch Vasodilatation bewirkter Abfall des Perfusionsdruckes nicht zustandekommt. Ein eindrucksvolles Beispiel hierfür vermittelt Abb. 35, wobei das Antihypotonikum i. v. injiziert und das energiereiche Phosphatgemisch i. a. infundiert wurden.

Somit bewirkt bei schweren Stadien der Durchblutungsstörungen diese Therapie durch Kombination eine gezielte Steigerung des Druckgefälles mit prä- und poststenotischem Angriffspunkt.

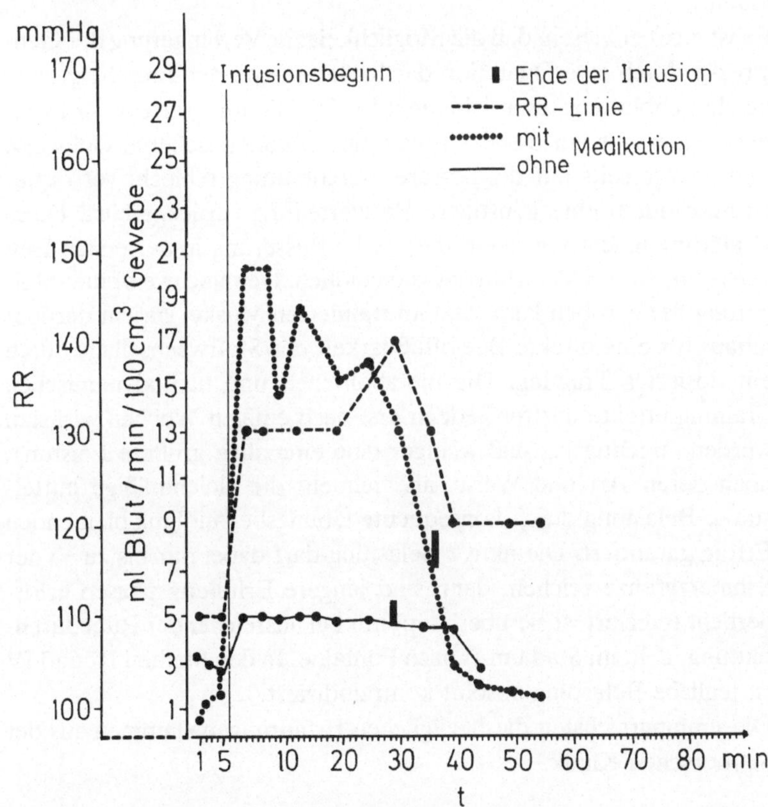

Abb. 35. Darstellung der Blutflußsteigerung durch zusätzliche i.v. Applikation eines Antihypotonikums während einer intraarteriellen Dauerinfusion mit energiereichen Phosphaten

11.5 Muskeltraining

Die meisten Angiologen sehen heute im Fall einer manifesten arteriellen Durchblutungsstörung die aktive Übungsbehandlung als die wesentlichste und wirkungsvollste aller Behandlungsmaßnahmen, insbesondere aber aller physikalischen Therapiemöglichkeiten, an. Das Gehtraining gilt als die einfachste und natürlichste Stimulation zur Ausbildung eines funktionstüchtigen Kollateralkreislaufes. Insbesondere sind dafür die Buergersche oder die Ratschowsche Lagerungsprobe sowie Zehenstandsübungen und dosiertes Laufen bekannt.

Es ist nicht erwiesen, daß die Möglichkeit zur Verlängerung der Gehstrecke durch eine Dilatation der Kollateralen oder eine Steigerung der Durchblutungsreserve bedingt ist. Der Trainingseffekt wird vielmehr einerseits auf die Erlernung einer ökonomischeren Gehweise und andererseits auf die bessere Durchblutung schlecht versorgter Bezirke durch eine günstigere Blutverteilung zurückgeführt. Diese Erklärung macht vor allem die rasche Besserung in der ersten Zeit nach Eintritt des Verschlusses verständlich. Der Nachweis einer Steigerung der aeroben Kapazität im trainierten Muskel spricht darüber hinaus für eine direkte Beeinflußbarkeit der Stoffwechsellage durch ein dosiertes Training. Die metabolischen und hämodynamischen Trainingseffekte dürften jedoch erst nach einigen Wochen wirksam werden. Wichtig ist, daß weniger eine einmalige größere Leistung, noch deren Art und Weise, als vielmehr die gleichmäßige mittelstarke Belastung durch konsequente Übungsbehandlung bleibenden Erfolg garantiert. Die aktive Belastung darf dabei nur bis zu $^2/_3$ der Schmerzgrenze reichen, dann sind längere Erholungsphasen erforderlich. Indiziert ist sie überhaupt nur bei ausreichender Ruhedurchblutung, d. h. im Stadium II nach Fontaine. In den Stadien III und IV ist jegliche Belastung absolut kontraindiziert.

Die umfangreichsten diesbezüglichen Erfahrungen stammen aus der SCHOOPSCHEN Klinik:

a) Von 1000 Kranken mit Claudicatio intermittens wurde die schmerz-
freie Gehstrecke vor und nach einer mehrwöchigen stationären Bewegungstherapie ausgewertet. Daraus ergab sich folgendes:
– Die erreichte durchschnittliche Gehleistung ist weitgehend abhängig
  von der Verschlußlokalisation. Patienten mit Verschluß unterhalb des
  Leistenbandes erzielten im Mittel eine größere Gehstrecke als solche
  mit Verschluß oberhalb des Leistenbandes.
– Kranke mit einseitigem Verschluß gingen in der Regel weiter als diejenigen mit Befall beider Extremitäten.
– Patienten mit Stenosen hatten eine größere Gehstrecke als Patienten
  mit Verschluß des gleichen Gefäßabschnittes.
– Der Erfolg der Bewegungstherapie war weitgehend unabhängig vom
  Alter des Kranken.
b) Ergänzend zum ersten Kollektiv, bei dem die Diagnose weitgehend
durch klinisch-angiologische Untersuchung gestellt worden war, wurde
bei 562 Kranken, deren Obliterationen angiographisch lokalisiert worden
waren, die Gehstrecke in Korrelation zum angiographischen Befund ana-
lysiert. Hieraus konnten zusätzliche Informationen gewonnen werden.
Es zeigte sich, daß
– Patienten mit isoliertem Verschluß einer Arterie in der Regel eine
  bessere Gehleistung erzielten als diejenigen mit Mehretagenverschluß,
– Kranke mit einem Segmentverschluß einer Arterie in der Regel eine
  größere Gehstrecke erreichten als diejenigen mit totalem Verschluß
  des gleichen Gefäßabschnittes,
– Klaudikatio-Kranke mit Femoralisverschluß weiter gehen konnten,
  wenn der Verschluß das obere und/oder mittlere Drittel betraf, als
  wenn das distale Drittel obliteriert war,
– Patienten mit Popliteaverschluß eine größere Gehstrecke hatten als
  Patienten mit Femoralisverschluß,
– die größte durchschnittliche Gehleistung von den Kranken mit Unter-
  schenkelarterienverschlüssen erreicht wurde.

11.6 Systemische Applikation von Vasodilatantien

Die Verbesserung der Durchblutung durch Erhöhung des prä-/post-
okklussiven Druckgradienten kann also einmal durch eine Steigerung
des Systemblutdruckes präokklussiv und zum anderen durch eine
Widerstands- und damit Drucksenkung postokklussiv bewirkt werden. Letztere Möglichkeit wurde seit längerer Zeit durch die Anwendung von Vasodilatantien in der Praxis reichlichst wahrgenommen.

Die Vasodilatantien können auch bzw. sogar besonders bei Normo- bzw. Hypertonie zum Einsatz kommen. Bei einer Hypotonie hingegen können durch die Senkung des peripheren Widerstandes und damit des Systemblutdruckes erhebliche allgemeine Nebenwirkungen induziert werden.

Unter der Annahme, es läge ein Mißverhältnis zwischen Blutzufuhr und Nährstoffbedarf vor, wurden bei der arteriellen Verschlußkrankheit seit Jahrzehnten gefäßerweiternde Mittel appliziert. Das hämodynamische Grundgesetz nach Hagen-Poiseuille faszinierte von Anfang an den Therapeuten (s. Abb. 11). Sollte es gelingen, den Radius zu verdoppeln, müßte der sechzehnfache Blutstrom resultieren, da der Radius mit der 4. Potenz wächst. Die Behandlung mit Vasodilatantien hat derartige Wirkungen allerdings niemals erreicht. Offensichtlich deshalb, weil weder die organische Stenose noch die Kollateralen pharmakologisch beeinflußbar sind. Dementsprechend ist die induzierbare Durchblutungssteigerung eine Funktion der aktuellen Durchblutungsreserve. Vasodilatatoren in wirklich optimaler Dosierung wirken um so ungünstiger, je schlechter die Durchblutungsstörung kompensiert und je stärker der dilatierende Effekt ist, weil dieser mit einem Blutdruckabfall und damit einer Verminderung des Druckgefälles verknüpft ist. Hinzu kommt, daß es ausschließlich die Hautdurchblutung steigernde und solche die Muskeldurchblutung verbessernde als auch kombiniert wirkende Präparate gibt. Die praktische Beweisführung einer reinen Dilatation der Muskelgefäße ist durch keine exakte Doppelblind-Versuchsanordnung bisher einwandfrei belegt.

Es muß beachtet werden, daß allein durch autoregulative Vorgänge die Endstrombahn der Muskulatur weitgestellt wird und die normale Muskelarbeit ein adäquater Reiz und eine maximale Durchblutungszunahme darstellt.

Das bedeutet, daß bei schweren Stadien einer Durchblutungsstörung der Blutdruck unter den Eigendruck des umgebenden Gewebes absinken kann, so daß es zum Verschluß präkapillärer Gefäße kommt. Dies äußert sich in einer Stagnation und Ansammlung saurer Stoffwechselprodukte, klinisch in einer Rötung, einem Ödem, in Ruheschmerz und evtl. in der Ausbildung von Nekrobiosen in der betreffenden Extremität. Erschwerend kommen in dieser Situation die Auswirkungen des Bernouillischen Gesetzes hinzu. Danach ist das

Produkt von Frontaldruck und Lateraldruck konstant, das würde bedeuten: sobald das Ruheblutvolumen in ein zu weit gestelltes Endstrombahngebiet fließt, nimmt der vorwärts gerichtete Druck ab und der laterale Druck zu. Die Überwindung dieses kritischen Gewebsdruckes (critical closing pressure) benötigt einen wesentlich höheren Schubdruck (critical opening pressure).

Die perorale, i. m. oder i. v. – also systemische – Applikation von Vasodilatantien führt in dem bereits ischämischen Organbezirk zu einer unerwünschten Blutentzugssymptomatik, weil sich naturgemäß die gesunden Gefäßabschnitte rascher und besser erweitern als die kranken. Damit kann es zu einer Umlagerung des Blutes in die Gebiete kommen, in denen eine Zunahme der Blutfülle nicht notwendig ist (sog. Hämometakinesie), und das auch noch auf Kosten der sowieso schon schlecht durchbluteten Gefäßbezirke. DeBakey et al. nannten dieses Phänomen »*borrowing-lending*«.

Zumeist wurden die Vasodilatantien sowieso in unwirksamer Dosis appliziert. Eine Berechtigung wird ihnen daher nur noch für die peripher-akralen Typen einer Durchblutungsstörung zuerkannt, wenn die Endstrombahn in etwa mit der zu erweiternden Kollateralbahn identisch ist.

Günstiger liegen die Möglichkeiten für die medikamentöse Verstärkung allein der Hautdurchblutung, so insbesondere durch die Nikotinsäureabkömmlinge, die dann eingesetzt werden sollen, wenn ein peripher-akraler Typ mit Nekrobiosen vorliegt. So hat sich insbesondere das Präparat Complamin dafür bewährt.

Beachtet werden muß immer dabei, daß durch die systemische Widerstandssenkung in der gesunden Gefäßperipherie der systemische Blutdruck absinken kann, sofern nicht eine Steigerung des Herzzeitvolumens erfolgt. Das geschieht aber dank körpereigener Gegenregulation zumeist, so daß nur selten – dann aber besonders bei schon vorhandener kritischer Einschränkung der Durchblutungsreserve – dies unangenehm in Erscheinung tritt.

Der Beweis dafür, daß die Vasodilatantien selektiv kollateral-erweiternd wirken, fehlt bisher. Zwar wurden Wirkungsmechanismus und Angriffspunkt zahlreicher durchblutungsfördernder Pharmaka im Tierversuch nachgewiesen, diese tierexperimentellen Ergebnisse lassen sich jedoch nur mit Vorbehalt auf den Menschen übertragen, zumal sie nicht selten mit Dosen erzielt wurden, wie sie beim Menschen wohl kaum zur Anwendung gelangen können. Die Beurteilbarkeit wird andererseits erschwert dadurch, daß der Einsatz dann erfolgt, wenn eine Verschlechterung der Durchblutungsstörung eingetreten ist, wir über den Spontanverlauf noch zu wenig wissen sowie die Objektivierbarkeit therapeutischer Erfolge durch die vorhandenen Meßmethoden auch heute noch erheblich eingeschränkt ist.

Die *Kontraindikationen* für eine allgemeine Vasodilatation sind Herzinsuffizienz, Herzrhythmusstörung, Zustand nach apoplektischem Insult sowie schwerere zerebrale und koronare Durchblutungsstörungen mit klinischer Symptomatik. Die Anwendung in den Stadien III und IV wird grundsätzlich abgelehnt, da bei diesen Patienten die funktionellen und morphologischen Voraussetzungen für die Entwicklung eines funktionstüchtigen Kollateralkreislaufes nicht gegeben oder bereits ausgeschöpft sind.

Man kann also *zusammenfassend* sagen, daß bei isolierten oder kombinierten proximalen Gefäßverschlüssen eine systemische Applikation von Vasodilatantien kontraindiziert ist. Dies auch in Kenntnis der Tatsache, daß der praktisch tätige Arzt oft dem Patienten etwas verschreiben muß. Man darf sich aber damit nicht darüber hinwegtäuschen, daß es sich in der zumeist unterdosierten Form um ein teures Placebo handelt, das noch dazu sowohl dem Arzt wie dem Patienten das falsche Gefühl vermittelt, genügend für die Krankheit getan zu haben und somit andere wesentliche Maßnahmen zu vernachlässigen.

11.7 Gezielte intraarterielle Applikation von kurzwirksamen Vasodilatantien

Durch gezielte i. a. Vasodilatantien glaubte man, die ungünstigen systemischen Auswirkungen und das genannte Entzugssyndrom vermeiden zu können. Aufgrund der Vorstellung, daß das vasodilatierende Medikament nur einen begrenzten Bezirk arteriell erweitere, das Druckgefälle erhöhe und außerdem die Rezirkulation der Substanz durch raschen Abbau im Kapillargebiet verhindere, nahm man an, daß die i. a. induzierte Vasodilatation die Therapie der Wahl sei.

Verschiedentlich wurde jedoch klinisch beobachtet, daß vor allem im Stadium IV nach Fontaine kein überzeugender Effekt zu erzielen war.

Obwohl während der i. a. Therapie mitunter größere Blutflußvolumina nachweisbar waren, tauchten gleichzeitig an deren nutritiver Nutzung erhebliche Zweifel auf. Erklärungsmöglichkeiten wären die plötzliche Eröffnung arteriovenöser Anastomosen und ein lokales »borrowing lending«-Phänomen. Die Zeit der verminderten Fließgeschwindigkeit des Blutes durch Vasodilatation bei schwerer AVK kann ausreichen, um die Scherkräfte innerhalb des Blutstroms unter die Kohäsionskräfte der Erythrozyten sinken zu lassen.

Ist die Mikrozirkulation erst einmal blockiert, kann weder mit einer regelrechten Sauerstoffutilisation noch mit dem Ausspülen saurer Metaboliten oder gar ausgetretener Enzyme gerechnet werden. Es kann dabei sogar eine erhebliche Verschlechterung der Durchblutungsverhältnisse ausgelöst werden, dies um so mehr, je mehr der »kritische Verschlußdruck« unterschritten wird. Unter den Auswirkungen des kritischen Gewebsdruckes wird dann sogar noch die zuvor gewährleistete Ruhedurchblutung unterbrochen und steigt erst nach beendeter Infusion wieder an. Oder anders formuliert: Im Stadium der Dekompensation mit Ruheschmerz besteht eine auf die Kapazität der organischen Stenose fixierte weitgestellte Endstrombahn. Stark detonisierend wirkende Pharmaka eröffnen, auch gezielt appliziert, im poststenotischen Gebiet zusätzliche Gefäßbezirke und arteriovenöse Anastomosen. Damit fällt poststenotisch der arterielle Mitteldruck unter einen kritischen Wert ab, wobei der arteriovenöse Druckgradient zu klein wird, um den Blutstrom trotz maximaler Vasodilatation aufrechtzuerhalten. Der kritische Gewebsdruck verschließt dabei die Endstrombahn.

Durch kontinuierliche Messungen des integrierten Kapillardruckes nach SCHROEDER konnte von uns gezeigt werden, daß eine i. a. Injektionstherapie mit Vasodilatantien nur dann den notwendigen Blutfluß erhöht, wenn der Gefäßverschluß von einem guten Kollateralkreislauf kompensiert ist. Ist dies nicht der Fall, führte sie zu einer länger anhaltenden Senkung des integrierten Kapillardruckes und damit zu einer Verstärkung der Ischämie und Hypoxie (Abb. 36). Das beweisen auch eigene Untersuchungen der Durchblutungsverhältnisse mit Hilfe der Venenverschluß-Plethysmographie unter i. a.

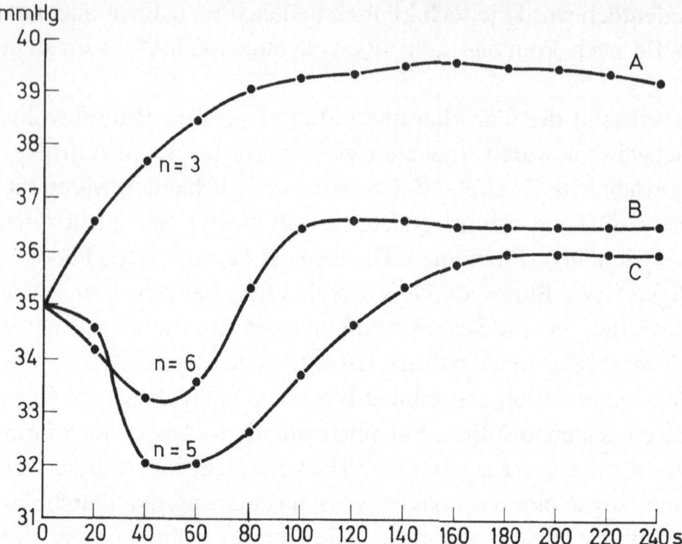

Abb. 36. Der integrierte Kapillardruckimpuls nach intraarterieller Applikation eines Vasodilatans mit 30 sec Injektionsdauer. Jede Kurve resultiert aus den arithmetischen Mittelwerten von jeweils 37 Injektionen. Der Verlauf von A, B und C ist signifikant unterschiedlich

Vasodilatantien-Infusion. Abb. 37 demonstriert die Ergebnisse der Messungen an 32 Patienten mit peripheren Blutgefäßverschlüssen, die insgesamt 70 Infusionen eines Vasodilatantien-Gemisches in die A. femoralis erhalten hatten. Dabei geht über die bisherige Aussage von GRÜNTZIG und BOLLINGER (1971) hinaus hervor, daß bei besserem Kollateralisationsgrad die induzierte Durchblutungssteigerung länger anhält.

Bei mehreren Patienten im Stadium III und IV nach Fontaine fiel unter der Infusion eine regelmäßige Verschlechterung der Durchblutungsverhältnisse auf, die auch subjektiv feststellbar war und in heftigen Schmerzen ihre Äußerung fand. Abb. 38 zeigt ein eindrucksvolles Beispiel eines reproduzierbaren lokalen Blutentzugsphänomens, wobei unter der i. a. Dauerinfusion mit Vasodilatantien eine Verminderung der Ruhedurchblutung über fast die gesamte Infusionszeit erfolgte.

106

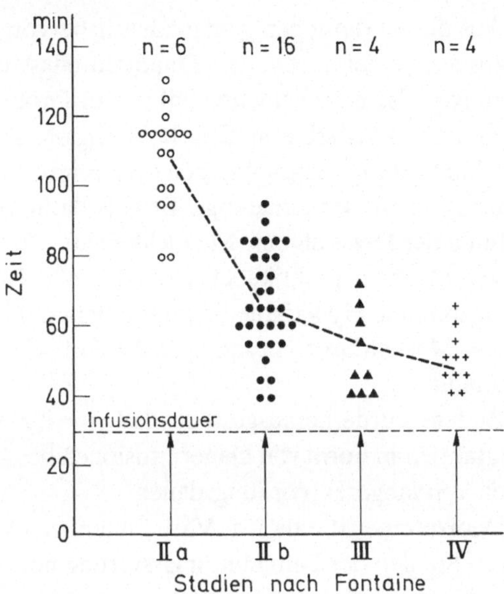

Abb. 37. Darstellung der Wirkungszeit von 70 intraarteriellen Infusionen in Abhängigkeit vom Schweregrad der Durchblutungsstörung bei insgesamt 30 Patienten mit einer AVK

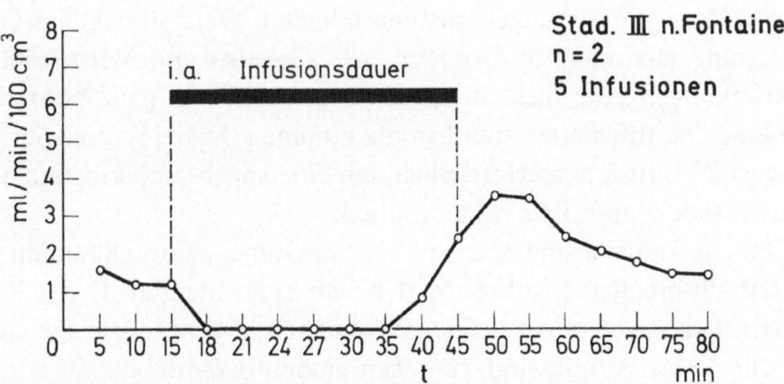

Abb. 38. Reproduzierbares »local borrowing lending-Phänomen« unter der Infusion mit einem Vasodilatantien-Gemisch. Verminderung der Ruhedurchblutung über fast die gesamte Infusionszeit

Aus diesen Befunden geht eindeutig hervor, daß der Kompensations-
zustand einer arteriellen Durchblutungsstörung unter Ruhebedingungen der entscheidende Faktor für Größe und Dauer der medikamentös induzierbaren Durchblutungssteigerung ist. Mit venenver-
schluß-plethysmographischen Messungen während i. a. Injektion und
Infusion ist der eindeutige Beweis dafür zu erbringen. Eine Erhöhung der Dosis als eine Möglichkeit zur Durchblutungssteigerung hat
sich als nicht praktikabel herausgestellt. Dabei darf die des öfteren
auftretende Hyperämie der Haut nicht darüber hinwegtäuschen, daß
die Muskeldurchblutung unverändert bleibt und sogar meist ab-
nimmt.

Zudem wurde herausgestellt, daß eine i. a. Applikation von Vasodilatantien in Form von Dauerinfusionen besser ist als von Injektionen,
da von längerer Wirkungsdauer.

Demzufolge ist eine i. a. Vasodilatantien-Applikation bei den höheren Stadien der Durchblutungsstörung nur dann vorzunehmen, wenn
unter der Infusion venenverschluß-plethysmographisch nachgewiesen werden konnte, daß eine Durchblutungssteigerung stattfindet
und daß kein lokaler Steal-Effekt eintritt. Wichtig ist fernerhin, nur
kurzwirksame Vasodilatantien zu verwenden, deren Abbau erfolgt,
ehe sie in wirksamer Konzentration in die venöse Strombahn gelangen.

Die Vorteile des aktiven Gefäßtrainings und damit der medikamentösen Vasodilatation vereinigten HILD et al., indem sie bei den Früh-
stadien der arteriellen Verschlußkrankheit unter der i. a. ATP-Infu-
sion Bewegungsübungen ausführen ließen. Wenn ein aktives Gefäß-
training aus anderen Gründen, wie Gelenk- und Wirbelsäulener-
krankungen etc., nicht möglich ist, so sollten in ganz besonderem
Maße i. a. Infusionen zum Einsatz kommen. Dabei ist eine Serie von
etwa 20 Infusionen erforderlich, um einen auch subjektiv und objek-
tiv feststellbaren Effekt zu erhalten.

Die i. a. Infusionstherapie mit kurzwirksamen Vasodilatantien sollte
deshalb möglichst frühzeitig, d. h. schon im Stadium II der Krankheit, begonnen werden. Die gewonnenen Erkenntnisse, die auf Tabelle 11 dargestellt sind, sprechen eindeutig dafür.

Offensichtlich hat aber die i. a. Applikationsweise noch nicht genügend Eingang in die Praxis gefunden. Begründet mag dies u. a. damit
sein, daß der direkten Punktion einer Arterie immer Komplikationen

Tabelle 11. Gesamtübersicht über die Stadienverteilung und die Ergebnisse nach i. a. Infusionstherapie bei 220 Patienten

Stadium IIa	n = 8
Stadium IIb	n = 92
Stadium III	n = 79
Stadium IV	n = 41

Stadium	IIa	IIb	III	IV
Ergebnisse				
unverändert		19	13	10
Ulkus gebessert				15
Gehstrecke erweitert				
bis 100 m		10	19	12
bis 300 m	2	32	37	4
bis 500 m	3	24	10	
bis 1000 m	3	7		
Gesamt	8	92	79	41

zugeschrieben werden, noch dazu, wenn die Punktion öfters erfolgt. Dieselben Bedenken hatten wir zu Anfang ebenfalls, durch eine nun über 15jährige Eigenerfahrung mit Tausenden von derartigen Punktionen kamen wir jedoch im Einklang mit den meisten Angiologen zur Überzeugung, daß es sich hier um eine völlig ungefährliche, aber um so wirkungsvollere Applikationsart handelt. Voraussetzung ist natürlich ein sorgfältiges Arbeiten und eine entsprechende Nachbetreuung. Derartige Punktionen können auch bei unter Antikoagulation stehenden, stationär überwachten Patienten durchgeführt werden, wenn postpunktionell ausreichend die Punktionsstelle komprimiert wird.

Kontraindikationen sind Zeichen der Herzinsuffizienz, zerebrale und koronare Dekompensation und Blutgerinnungsstörungen, oder wenn gleichzeitig eine thrombolytische Therapie durchgeführt wird, aber auch bei Aneurysmen oder einem Erysipel oder anderen Haut- oder Lymphentzündungen im Bereich der vorgesehenen Arterienpunktion.

Nach ALEXANDER (1969) ist die i. a. Applikation von Pharmaka der i. v. Gabe immer dann überlegen, wenn

a) eine besonders hohe Stoffkonzentration in einer umschriebenen Gefäß-
oder Körperregion angestrebt wird bzw. eine gleichmäßige Stoffvertei-
lung im gesamten Kreislauf unerwünscht ist,
b) der Zustand des Herzens und peripheren Kreislaufs einen Abtransport
des injizierten Stoffes aus dem venösen Stromgebiet nicht gewährlei-
stet.

Zu bedenken ist bei dieser Verabreichungsart, daß damit im Gegensatz zur Belastungshyperämie kein erhöhter Sauerstoffbedarf verbunden ist. Die Gehstrecke wird durch das schwächste Glied in der
Kette, die Muskelpartie, die über die geringsten Kreislaufreserven
verfügt, limitiert. Große Durchblutungsreserven in Muskearealen,
die hinter dem Verschluß liegen und über stärker erweiterungsfähige
Gefäße verfügen, deren Detonisierung den Druckgradienten entscheidend erhöhen könnte, werden also nicht mobilisiert.
Anders bei der i. a. Infusion geeigneter Vasodilatantien, die das gesamte poststenotische Stromgebiet ohne die geringste Stoffwechsel-
steigerung erreicht. Jedes Gefäßareal wird ohne Belästigung des
Kranken nach Maßgabe seiner Kreislaufreserven erweitert, das wenig detonisierte stark, das bereits stärker detonisierte wenig. Für die
Kollateraldurchblutung entscheidend ist nur die Summe aller herab-
gesetzten Einzelwiderstände. Es ist für den Erfolg dieser Therapie
gleichgültig, ob umschriebene Gefäßgebiete nicht mehr erweite-
rungsfähig sind, solange unter der Infusion keine stärkeren Ruheschmerzen auftreten und der prä-/poststenotische Druckgradient
sich vergrößern läßt. Es ist ALEXANDER (1969) beizupflichten, wenn
er ausführt, daß bei Patienten mit Verschluß der A. iliaca communis
oder A. iliaca externa distal des Gefäßverschlusses energiereiche
Phosphate, i. a. zugeführt, zuweilen zu einer starken Mehrdurchblutung des Oberschenkels führen, während der Unterschenkel sogar
weniger Blut erhält. Trotzdem stellt sich auch bei diesen Patienten
nach einigen Infusionen eine deutliche Verlängerung der Gehstrecke
ein, weil durch die Vergrößerung des Druckgradienten das Kollate-
ralgefäßwachstum angeregt wird. Zudem wird eine Eröffnung arteriovenöser Kurzschlüsse und eine Vergrößerung des prä-/poststeno-
tischen Druckgradienten erreicht, solange der kritische Verschlußdruck nicht unterschritten wird.

11.8 Stoffwechselwirksame Pharmaka

Es gibt eine weitere Reihe von Medikamenten, die den Stoffwechsel der ischämisch geschädigten Zellen langfristig durch eine Steigerung des Nährstofftransportes in die Zelle verbessern sollen. Aminosäuren, Elektrolyte und vor allem Sauerstoff und Glukose sollen trotz geringem Angebot vermehrt in die Zellen eingeschleust und zur Bildung von Adenosintriphosphat zur Verfügung gestellt werden. Anderen Präparaten wird ein günstiger Einfluß auf die Redoxsysteme und eine Einwirkung auf eine vorhandene Gefäßwandschädigung, z. B. durch Senkung des Serumcholesterins und eine gleichzeitige Verbesserung der Fließeigenschaften des Blutes, bescheinigt. Essentielle Phospholipide begünstigen wahrscheinlich die Rückbildung bestehender Gefäßwandschäden und können langfristig damit die Ischämie beheben.

Wenn auch nach streng naturwissenschaftlichen Maßstäben der Nachweis dieser Wirkungen oft zwar in vitro, jedoch am Patienten aus den verschiedensten Gründen häufig nicht möglich ist, so hat in der Praxis die Verordnung derartiger Medikamente nach Ausschöpfung aller sonstigen therapeutischen Möglichkeiten den Vorteil, auf jeden Fall eine bessere Überwachung des Patienten zu gewährleisten.

Prinzipiell läßt sich dazu sagen, daß es hier nicht nur um ein Problem des Sauerstoffangebotes, sondern auch der Sauerstoffverwertung geht. Das Sauerstoffangebot ist bei einer normalen Erythrozytenzahl und normalem *Hämoglobingehalt* sowie normalem Hämoglobingehalt des Einzelerythrozyten völlig ausreichend, eine weitere Steigerung des Sauerstoffs, der ja an das Hämoglobin gebunden sein müßte, ist nicht möglich und auch nicht erforderlich. Es ist bekannt, daß das einzelne Häm nur ein Sauerstoffmolekül bindet. Dieses Hämoglobinmolekül kann demnach sich maximal mit 4 O_2-Molekülen beladen, was wiederum abhängig ist vom O_2-Partialdruck. Bei sehr niedrigem O_2-Partialdruck (bis etwa 10 Torr) wird nur je ein Häm oxygeniert. Vom gesamten bei 100 Torr im Blut enthaltenen O_2 entfallen etwa nur 20% auf den gebundenen und nur 0,03% auf den gelösten Anteil (REICHEL et al., 1975). Die Bindungskurve hängt allerdings auch vom pH-Wert des Blutes ab.

Im Muskel findet sich das *Myoglobin*, ein Eisenporphyrinprotein. Es besteht aber im Gegensatz zum Hämoglobin nur aus einer einzigen Globinkette mit einem Häm. Jedes Myoglobinmolekül kann nur ein O_2-Molekül binden. Das Myoglobin bezieht seinen Sauerstoff im Organismus aus dem Blut. Es lädt sich entsprechend der Dissoziationskurve schon bei 20 Torr zu 80% mit Sauerstoff auf. Da die mittleren O_2-Drucke in der ruhenden Muskulatur nicht unter 40 Torr liegen, ist das Myoglobin nahezu vollständig gesättigt. Sinkt aber der Gewebsdruck lokal oder im ganzen Gewebe bei ansteigendem O_2-Verbrauch unter 20 Torr ab, so kann er Sauerstoff an das Gewebe abgeben. Damit kann ein lokaler oder/und akut auftretender Mehrbedarf an Sauerstoff vorübergehend noch bei Drucken gedeckt werden, bei denen das Hämoglobin seinen Sauerstoff längst abgegeben hat. Das Myoglobin ist somit eine Art O_2-Speicher, der sich nur dann entleert, wenn die Transportfunktion des Blutes unzureichend oder dem O_2-Bedarf nicht angepaßt ist.

Die langsame Strömung der Endstrombahn ermöglicht erst dem einzelnen Erythrozyten, seinen Sauerstoff abzugeben, obwohl die Länge der *Kapillaren* nur etwa 1 mm beträgt.

Die treibende Kraft des Austausches ist das Druckgefälle der Atemgase, das zwischen dem arteriellen Kapillarblut und dem Gewebe besteht. Der O_2-Druck im Gewebe hängt von der Intensität des oxydativen Stoffwechsels, also vom O_2-Verbrauch in der Zeiteinheit sowie von der Menge O_2 ab, die in der Zeiteinheit angeliefert wird, also von der Durchblutung der Kapillaren und ihrer Dichte.

Die eigentlichen Verbraucher des Sauerstoffs in den Zellen sind die *Mitochondrien*. Dort spielen sich die energieliefernden Reaktionen ab. Sie werden durch die komplexen Enzymsysteme des Zitronensäurezyklus und der Atmungskette unterhalten. In den Reaktionen der Atmungskette geben die im Zitratzyklus freigesetzten und auf Koenzyme übertragenen Wasserstoffatome ihre Elektronen schließlich an den Sauerstoff ab und reagieren mit ihm unter Bildung von Wasser. Dies ist der letzte und für die Bildung von ATP entscheidende Schritt im aeroben Abbau der Nährstoffe. Diese gelangen in Form von Glukose, Fettsäuren und Aminosäuren in die Zelle. Mit Ausnahme einiger weniger Aminosäuren werden diese Stoffe im Zytoplasma der Zelle, also außerhalb der Mitochondrien, für ihren endgültigen Abbau in ein gemeinsames Ausgangsprodukt, das Pyruvat, überführt, das mit dem Endprodukt der anaeroben Glykolyse, dem Laktat, im chemischen Gleichgewicht steht. Auf kompliziertere weitere Stoffwechselvorgänge des Zitrat- oder Krebs-Zyklus soll hier nicht näher eingegangen werden. Soviel sei nur für die Bedeutung des Zitratzyklus für die aerobe Energiegewinnung gesagt:

Er führt die in den Nährstoffen enthaltenen Atome in eine Form über, aus der durch Zusatz von O_2 unter optimaler Ausnützung der dabei entstehenden Energie als Stoffwechselendprodukt Wasser entsteht. 70–80% des gesamten Energiebedarfs werden aus dem Abbau des Acetyl-CoA im Zitratzyklus gedeckt.

Der Skeletmuskel ist bei fehlender Bereitstellung von Energie auf diesem Wege in der Lage, auf eine anaerobe Glykolyse auszuweichen, wobei jedoch nur geringe Mengen ATP aufgebaut werden. Während die biologische Oxydation und die anaerobe Glykolyse langsamer ablaufen, kann eine schnelle Re-Synthese von ATP durch den Abbau von Kreatininphosphat (Kreatin-Kinase-Reaktion) erfolgen.

Es gibt nun Medikamente, die den Stoffwechsel des Sauerstoffs des Gewebes steigern und die Permeabilität für beispielsweise Glukose und Phosphat verbessern sollen. Außerdem kann das Einsprossen der Kapillaren durch Ankurbelung der Proteolyse in perinekrotischen Zonen verbessert werden.

Aufgrund dieser kurzen Ausführungen dürften die enormen Schwierigkeiten verständlich sein, die Wirkungen bestimmter Medikamente in diesem schwer zugänglichen Bereich exakt nachzuweisen. Dabei können nur Langzeiteffekte erfaßt werden.

Es geht also insbesondere um eine bessere Ausnutzung des in vermindertem Maße angelieferten Sauerstoffs mit Verbesserung der Energiebereitstellung.

So kommt hierfür unter vielen anderen ein *eiweißfreies Kälberblutextrakt* (z. B. Actovegin) in Frage, bei dem günstige Stoffwechseleffekte nachgewiesen wurden. Eine Steigerung des Sauerstoffangebotes ist in erster Linie bei einer vorbestehenden Anämie durch deren Behandlung möglich. Die Therapie mit hyperbarer Oxygenation ist mit äußerster Zurückhaltung anzusehen, wenngleich dem Autor u. a. subjektive Erfolge mit UV-Lichtbestrahlung des Eigenblutes etc. bekannt sind.

Die i. a. Zufuhr von Sauerstoff wird daher ebenso abgelehnt wie ganz besonders die subkutane Insufflation bei durchblutungsgestörten Extremitäten, die nicht nur nichts nützt, sondern auch noch die Extremität durch die Möglichkeit einer Nekrosebildung mit Superinfektion gefährdet.

Darüber hinaus gibt es Präparate mit einem mehrfachen Wirkungsspektrum, wie Verbesserung der Fließeigenschaften des Blutes und des Stoffaustausches zwischen Blut und Gewebe sowie der Senkung pathologisch erhöhter Serum-Lipidspiegel. Das Präparat Nico-Padutin forte scheint diese Voraussetzungen durch die Kombination von Inositolnicotinat mit Kallikrein zu erbringen, welch letzteres Kinine aus ihren inaktiven Vorstufen, den Kininogenen, freisetzt und damit bei der Steuerung des Zellstoffwechsels wesentliche Aufgaben erfüllt. Durch Kombination mit Retard-Nikotinaten ergeben sich vielfältige therapeutische Ansatzpunkte.

Für die Praxis gilt die Empfehlung, sich nicht allein auf ein sog. vasoaktives Medikament zu verlassen, wenngleich die meisten Ärzte angeben, mit diesem oder jenem Präparat beste Erfahrungen gesammelt zu haben. Die vasoaktiven Pharmaka müssen in einen breit angelegten, polytop angreifenden konservativen Behandlungsplan integriert werden, wobei die natürlichen Grenzen der Wirksamkeit mit kritischer Distanz gesehen werden müssen.

11.9 Hämodilution

Unter der sog. isovolämischen Hämodilution wird die induzierte Reduktion des Hämatokritwertes unter Konstanz des intravasalen Volumens verstanden. Diese Verminderung der Blutviskosität ist durch Aderlaß und nachfolgende Infusion der gleichen Menge einer niedermolekularen Dextranlösung (Rheomakrodex) zu erreichen. Voraussetzung ist eine völlig intakte zentrale Hämodynamik. Dann ist eine Reduzierung des Hämoglobins bis 11 g% durchaus vertretbar. Postokklussiv kommt es nämlich nicht nur zu einer Verminderung der mittleren Blutstromgeschwindigkeit, sondern zu einer intravasalen Erythrozytenaggregation, die zu einer erheblichen Zunahme der sog. Strukturviskosität und damit des peripheren Gesamtwiderstandes beiträgt. Dadurch kann es zu einer weiteren Hämostagnation kommen, so daß sogar die Kapillarperfusion behindert ist. Um diese pathologischen Veränderungen therapeutisch anzugehen, wird eine isolierte Entnahme von Erythrozyten vorgenommen, die eine Verminderung der Erythrozytenaggregation in diesem poststenotischen Gebiet nach sich zieht. Dies wiederum bedeutet eine Abnahme der scheinbaren Vollblutviskosität und somit eine Reduktion des peripheren Widerstandes. Damit kommt es zu einer Verbesserung der Fließeigenschaften des Blutes.

Durch die isovolämische Hämodilution wird außerdem eine kompensatorische Erhöhung des Herzminutenvolumens bewirkt, womit die zeitweilige Verminderung der Erythrozytenzahl und damit die zur Verfügung stehende Sauerstoffkapazität kompensiert werden. Dadurch wird wiederum die mittlere Blutstromgeschwindigkeit erhöht und eine weitere Voraussetzung zur Vermeidung von Erythrozytenaggregationen geschaffen.

Unter diesen Vorstellungen setzt man das Verfahren vor allem im Stadium III zusätzlich oder nach Ausschöpfung aller anderen konservativen Behandlungsmöglichkeiten ein. Es werden etwa 500 ml Vollblut entnommen und unmittelbar danach 300–500 ml Rheomacrodex infundiert. Anschließend werden die zellulären Elemente abzentrifugiert und ca. 250–300 ml Eigenplasma reinfundiert. Die dadurch erwünschte Hämatokritwert-Senkung liegt um 30%. Diese Behandlungsmaßnahme kann man nach den Empfehlungen des Arbeitskreises von SCHMID-SCHÖNBEIN und SCHOOP etwa 3–4 Wochen lang vornehmen.

In vielen Fällen ist dadurch eine Schmerzbeseitigung zu erreichen, wovon wir uns selbst mehrfach überzeugen konnten. Die Anwendung der isovolämischen Hämodilution auch in den Stadien III und IV bei Fehlen myokardialer oder koronarer Insuffizienzzeichen ist demnach durchaus gerechtfertigt.

11.10 Verbesserung der rheologischen Eigenschaften des Blutes

Während bei der thrombolytischen Therapie die damit erreichte Hypofibrinogenämie nur kurz anhält, kann neuerdings durch die Anwendung eines defibrinogenisierenden Enzyms, des *Arwin*, einem

Gift der indonesischen Grubenviper *Akgistrodon rhodostoma*, eine gut steuerbare Senkung des Fibrinogengehaltes über etliche Wochen erreicht werden. Grundlage dieses neuen Behandlungsprinzips ist es, bei unveränderten hämodynamischen und vasalen Gegebenheiten über eine Senkung der Blutviskosität das Stromzeitvolumen passiv zu erhöhen. Eine dadurch bewirkte Verbesserung der Stoffwechselsituation in der Peripherie konnte nachgewiesen werden. Darüber hinaus bietet die kombinierte Streptokinase-Defibrase-Therapie vor allem bezüglich des Überganges auf eine optimale orale Antikoagulantien-Einstellung Vorteile. Die Viskositätsverminderung ist bei einem Fibrinogenspiegel zwischen 70 und 100 mg% am wirkungsvollsten. Die Applikation von Arwin erfolgt subkutan. Die Einleitung soll stationär erfolgen, wobei in den ersten 4 Tagen täglich eine Ampulle, am 1. Tag evtl. 2 und, wenn notwendig, am 5. Tag 2–3 Ampullen verabreicht werden. Die weitere ambulante Behandlung kann mitunter auf 2 × 1 Injektion wöchentlich beschränkt werden.

Nach dem jetzigen Wissensstand ist dieses Mittel vor allem in den Stadien III und IV nach Ausschöpfung aller anderen Behandlungsmöglichkeiten – oder auch parallel dazu – anzuwenden. Es muß betont werden, daß diese Behandlungsart keine konkurrierende Methode zur chirurgischen oder thrombolytischen Therapie darstellt, sondern die internen polypragmatischen Behandlungsmaßnahmen ergänzt. Vor allem bei Patienten, bei denen eine gefäßrekonstruierende Operation oder eine Thrombolyse nicht möglich sind, sollte man einen stationären Behandlungsversuch einleiten. Man muß sich aber von vornherein darüber im klaren sein, daß bei den schweren Stadien letztlich auch diese Behandlungsweise oft zum Scheitern verurteilt ist, weil das Grundproblem in einem extremen Mißverhältnis zwischen Blutbedarf und Blutangebot liegt. So gibt es verschiedene Studien, die keinerlei Verbesserungen nachgewiesen haben.

Die Wirkung von *niedermolekularem Dextran* wird vorwiegend mit der Plasmaexpanderwirkung durch den kolloidosmotischen Effekt und der damit verbundenen Verbesserung der Fließeigenschaften des Blutes erklärt. Außerdem steigen Herzzeitvolumen und arterieller Druck an. Der Einsatz dieser Mittel hat sich klinisch bewährt, beachtet werden muß, daß die durchblutungssteigernde Wirkung auch hier vom Schweregrad der vorhandenen Durchblutungsstörung abhängt. Eine zu hohe Infusionsgeschwindigkeit muß wegen der bekannten

116

Nebenwirkungen vermieden werden. In der postoperativen Phase wird diese thromboseprophylaktische Maßnahme oft durchgeführt, in der Praxis ist sie weniger gebräuchlich.

Eine anderweitige Verbesserung der rheologischen Verhältnisse durch Veränderung der Erythrozytenflexibilität ist mit *Pentoxyphillin* (Trental) möglich. Die Kapillarpassage der Erythrozyten wird dadurch erleichtert, der Sauerstoffpartialdruck im ischämischen Muskelgewebe steigt an (EHRLY und SCHROEDER 1978). Die klinische Wirksamkeit haben u. a. BOLLINGER und FREI (1977) in einer Doppelblindstudie dokumentieren können. Die orale Verträglichkeit bei einer Dosierung von 2 × 400 mg ist ausgezeichnet, so daß der Einsatz jederzeit auch als adjuvante Therapie möglich und damit empfehlenswert ist.

11.11 Antikoagulantien und Antiaggregativa

Die Wirkung der Antikoagulantien beruht auf einer Einflußnahme des plasmatischen Gerinnungssystems mit Verlangsamung oder Unterbrechung der Fibrinbildung. Die Wirkungsweise der meisten Thrombozytenaggregationshemmer fußt auf einer Hemmung meist mehrerer Plättchenfunktionen, wobei für die meisten Substanzen eine Inhibierung der Prostaglandinbildung anzunehmen ist. Die gesteigerte Plättchenaggregation bei Patienten mit AVK ist nachgewiesen.

Der Effekt der Langzeit-Dauerantikoagulation bei der AVK ist vor allem durch die Studie von WIDMER (1963) belegt. Dabei hat sich herausgestellt, daß eine chronische Markumarisierung am ehesten bei Stenosen und Verschlüssen im Oberschenkelbereich, danach im Beckenbereich erfolgreich ist. Zum Einsatz von Antiaggregativa sind vor allem weitere Langzeiterfahrungen notwendig.

So kann eine Thromboseverhinderung medikamentös tatsächlich erreicht werden, wobei die Wirksamkeit in der Reihenfolge Heparin – orale Antikoagulantien – Antiaggregativa dem jetzigen Wissensstand entspricht. Nach Abschluß weiterer Studien ist möglicherweise bei der Behandlung der arteriellen Gefäßerkrankung eine Verschiebung zugunsten thrombozytenaggregationshemmender Substanzen denkbar. Die Behandlung thromboembolischer Erkrankungen hat in den letzten 15 Jahren spürbare Erfolge gebracht. Es besteht aber kein Zweifel daran, daß die Wirksamkeit der Antikoagulation der AVK geringer zu veranschlagen ist als bei der Behandlung thromboembolischer Erkrankungen im venösen Bereich. Der Wert der Langzeitantikoagulantientherapie liegt in der wirksamen Vorbeugung akuter Arterienverschlüsse durch Abscheidungsthromben. Deshalb ist eine Anwendung bei Patienten, bei denen die Krankheit in Schüben progredient verläuft und man demzufolge die klinische Verdachtsdiagnose einer appositionellen Thrombose stellen kann, besonders indiziert. Weitere, heutzutage festgelegte Indikationen zur Antikoagulation sind:

1. die sog. ektatisch-aneurysmatische Form der Arteriosklerose
2. AVK und gleichzeitig bestehende absolute Arrhythmie
3. ein Mehretagenbefall sowie eine gleichzeitige Stenose oder Obliteration an anderer Lokalisation, wie beispielsweise an den extrazerebralen Zubringerarterien
4. eine sog. kritische Stenose an strategischer Stelle
5. eine kurzstreckige Femoralisobliteration und
6. ein Zustand nach Dotter-Katheterisierung oder rekonstruierender Operation im Bereich der femoro-poplitealen Etage.

Da die Antikoagulatien lediglich die Ausbildung und das Wachstum der roten Gerinnungs-, bzw. Stagnations- oder Appositionsthromben hemmen, ist es verständlich, daß durch sie nicht alle thrombotischen Arterienverschlüsse verhindert werden können. Bemerkenswert für die Praxis ist insbesondere die Kenntnis der Tatsache, daß der Wirkungsmechanismus der Antikoagulantien durch zusätzlich verabreichte Medikamente wie Nikotinsäurederivate, Sympathikolytika, antiphlogistische und antipyretisch-analgetische Pharmaka die Gefahr einer Blutung verstärken.

Das ist einer der Gründe dafür, daß die Auswahl derjenigen Patienten, die einer Antikoagulation zugeführt werden sollen, sorgfältig erfolgen muß. Sowohl die Beachtung der Kontraindikationen, die im nachfolgenden Kapitel über Thrombolytika besprochen werden, wie das Beachten einer gleichzeitig oft vorliegenden Zerebralsklerose sowie die Möglichkeit einer verläßlichen Quick-Wert- bzw. Thrombotest-Kontrolle müssen gegeben sein.

Die Medikamenteneinnahme nach ärztlicher Vorschrift muß verläß-
lich sein, da sonst die Gefahren größer sind als der tatsächliche Nutzen einer derartigen Therapie.
Während also der Nutzen einer Langzeit-Antikoagulation, insbesondere bei sog. kritischen Stenosen an bestimmten Lokalisationen, so
insbesondere der A. femoralis superficialis, nachgewiesen ist, bedürf-
ten erste positive Mitteilungen über den Erfolg einer Thrombosepro-
phylaxe mit thrombozytenaggregationshemmenden Substanzen der
weiteren Bestätigung und vor allem der Langzeitkontrolle.

In experimentellen Untersuchungen konnten wir zeigen, daß Substanzen mit thrombozytenaggregationshemmender Wirkung einen
gewissen antithrombotischen Effekt aufweisen können. Das ist aber
nur dann der Fall, wenn den Thrombozyten in der initialen Phase der
Thrombusentstehung eine entscheidende Rolle zukommt und die
Thrombenbildung durch Endothelläsionen erzeugt wird. Mit abnehmender Bedeutung des thrombogenetischen Faktors Endothelläsion
und zunehmender Bedeutung von Hyperkoagulabilität und Stase
wird auch der antithrombotische Effekt thrombozytenaggregationshemmender Substanzen geringer. Es ist erwiesen, daß der antithrombotische Effekt von bestimmten thrombozytenaggregationshemmenden Substanzen, wie Acetylsalicylsäure und Dipyridamol, von Pharmaka, wie beispielsweise dem Carbenicillin, übertroffen werden
kann mit noch stärkerer Hemmung der Thrombozytenfunktion. Ex-
perimentell kann eine derartig erzeugte Thrombozytopathie die Entstehung arterieller Thrombosen nahezu vollständig verhindern (ZIM-
MERMANN et al., 1977 a + b).

Erinnert man sich der pathogenetischen Ausführungen, so gibt es
aufgrund der dort dargelegten Erkenntnisse eine ganze Reihe neue-
rer Möglichkeiten, prophylaktisch in das Fortschreiten oder gar primär in die Entwicklung der Arteriosklerose einzugreifen. Von grund-
legendster Bedeutung wäre dabei ein permanenter Schutz des Endothels, aber auch eine Verhinderung der Wirkung des Plättchenwachs-
tumsfaktors, wie z. B. die Hemmung seiner Freisetzung etc., seien
genannt. Einige Pharmaka, welche die Freisetzungsreaktion aus
Plättchen und damit auch die adhäsionsinduzierte Aggregation zur
Hemmung bringen, werden gegenwärtig in umfangreichen Studien
auf ihre klinische Wirksamkeit geprüft.

Am bekanntesten ist die *Acetylsalicylsäure* (Aspirin, Colfarit), durch die eine Plättchenfunktionsstörung hervorgerufen wird, nachweisbar insbesondere durch eine Hemmung der Kollagen-induzierten Aggregation. Die primäre Aggregation und auch die Adhäsion der Plättchen an subendothelialen Strukturen bleiben hingegen unbeeinflußt. Es liegen günstige Erfahrungsberichte bezüglich der Rezidivprophylaxe von Infarkten und der Verschlußquote nach peripheren Gefäßoperationen vor. Bisher bekannte Kontraindikationen sind erosive bzw. ulzeröse gastrointestinale Erkrankungen und das Asthma bronchiale.

Aufsehenerregend war vor kurzem die Mitteilung einer großen multizentrischen Studie, nach der *Sulfinpyrazon* (Anturano) bezüglich der Rezidivquote, vor allem aber der Mortalitätsquote (Reduktion um 48,5%) des Myokardinfarktes eine besonders gute Wirkung zugeschrieben wurde. In der üblichen klinischen Dosierung von 800 mg/Tag wird der Einfluß auf die Adhäsivität und Aggregationsfähigkeit der Thrombozyten nicht einheitlich beurteilt. Gesichert ist jedoch der Einfluß auf Plättchenüberlebenszeit und -umsatzrate, was für eine Verminderung des Thrombozytenverbrauchs in der Peripherie spricht. Neueste Resultate lassen die Vermutung aufkommen, daß die weitere Wirkung in einem Schutz vor Endothelablösung zu sehen ist. In der Behandlung der AVK gibt es somit eine neue Alternativmöglichkeit. Kontraindikationen sind Ulcus ventriculi und duodeni, schwere Leber- und Nierenparenchymschäden sowie Überempfindlichkeit gegenüber Pyrazolonderivaten. Gastrointestinale Störungen treten jedoch wesentlich seltener als bei ASS auf.

Da die Antikoagulation lediglich die Bildung von Gerinnungsthromben verhindern kann, jedoch die Entstehung von Thrombozytenaggregationen an der Gefäßwand nicht beeinflußt wird, wäre eine *kombinierte Anwendung* durchaus denkbar. Damit ist jedoch das Blutungsrisiko erhöht, weshalb weitere diesbezügliche klinische Untersuchungen abgewartet werden müssen. Dabei ist eine sorgfältige Auswahl und Überwachung der Patienten unerläßlich. Durch eine neue Kombination (Asasantin) soll die Wirkung von Persantin auf die Thrombozytenüberlebenszeit durch Acetylsalicylsäure verstärkt werden, so daß die Einzeldosen reduziert werden könnten, womit ein verringertes Komplikationsrisiko erreicht wird.

Wenn eine Antikoagulation aus bestimmten Gründen nicht möglich ist, gilt zum jetzigen Zeitpunkt die Empfehlung, auf alle Fälle eine Behandlung mit Thrombozytenaggregationshemmern vorzunehmen. Sie erfüllen zudem die vom Arzt in der Praxis geforderten Verordnungsprinzipien der Einfachheit, Wirtschaftlichkeit und der möglichsten Gefahrlosigkeit in der Therapie. Der Einsatz von Antikoagulantien als auch der von Thrombozytenaggregationshemmern kann bei allen Lokalisationstypen in den Stadien II–IV eingesetzt werden. Nach dem jetzigen Erkenntnisstand ist bei einer direkten Thrombendarteriektomie eine anschließende Behandlung mit Antiaggregativa wirkungsvoller, währenddem bei einer Bypassoperation eine Antikogulation besser ist. Diese Empfehlung betrifft in erster Linie die femoro-popliteale Etage.

11.12 Thrombolytika

Das körpereigene fibrinolytische System ist in der Lage, Fibrin proteolytisch zu spalten. Die physiologische Bedeutung liegt in der Lösung von übermäßigen Fibrinniederschlägen im Gefäßsystem, in Drüsengängen und Körperflüssigkeiten. Das dafür verantwortliche Enzym ist das Plasminogen. Die Aktivierung zu Plasmin erfolgt physiologischerweise durch blut- und gewebeständige Aktivatoren.

Seit einigen Jahren ist man in der Lage, das fibrinolytische System mit *Streptokinase* oder *Urokinase* medikamentös zu aktivieren. Von thrombolytischer Therapie wird richtigerweise deswegen gesprochen, weil es sich um eine Lyse intravasal entstandener Thromben handelt, im Gegensatz zu einer fibrinolytischen Therapie bei anderen Indikationen, etwa bei einem Schock oder einer Verbrauchskoagulopathie mit dem morphologischen Substrat von Fibrinniederschlägen in der Endstrombahn.

Generell hat sich in der Akutbehandlung plötzlich aufgetretener, entweder lokaler oder embolisch bedingter arterieller Verschlüsse bewährt, oberhalb der Kniekehle vorwiegend chirurgisch, weiter distal hingegen thrombolytisch vorzugehen.

Beide Behandlungen sind jedoch nur stationär durchführbar. Der Erfolg einer thrombolytischen Therapie beschränkt sich naturgemäß auf den Anteil eines Thrombus, der noch nicht bindegewebig organi-

siert ist. Je schneller daher nach dem Auftreten einer akuten Thrombose die Einweisung erfolgt, um so höher sind die Erfolgsaussichten.
Darüber hinaus erwies es sich nach Erfahrungen der letzten Jahre als aussichtsreich, auch ältere Arterienobliterationen anzugehen, vor allem im Aortoiliacalbereich. Derartige Stenosen in den größeren Arterien bestehen offenbar in mehr als der Hälfte der Fälle aus noch nicht vollständig organisierten Thromben, die reichlich Fibrin enthalten. Ausgeprägte arteriosklerotische Veränderungen der Gefäßwand verzögern die Aussprossung von Fibroblasten. Eine Prognose darüber, bis zu welchem Anteil eine solche Obliteration aus lysierbarem Material besteht, ist auch aus den Angiogrammen nicht sicher möglich. Lumenwärts »krümmelig« begrenzte, d. h. noch nicht von Intima überzogene Stenosen sind besser lysierbar als glatte »spindelförmige«, d. h. endothelialisierte Stenosen (HEINRICH).
Zu dieser medikamentösen Desobliteration stehen uns Streptokinase und Urokinase zur Verfügung.
Nach HEINRICH sind als **Indikationen** für dieses Verfahren anzusehen:

a) Aortenverschlüsse und -stenosen mit mehreren Jahren Bestanddauer,
b) Beckenarterienverschlüsse bis zu einem Jahr,
c) Beckenarterienstenosen bis zu 2 Jahren,
d) Femoro-popliteal-Prozesse bis zu 8 Wochen.

Die folgend näher dargelegten **Kontraindikationen** müssen bei der AVK besonders streng beachtet werden, da es sich um eine vitale Bedrohung handelt (Letalität von 1,12%).
Die Kontraindikationen der Thrombolyse-Therapie sind zugleich auch solche einer Antikoagulantienbehandlung (den Behandlungsverfahren ist dabei bezüglich des Auftretens hämorrhagischer Komplikationen in abnehmender Häufigkeit folgende Reihenfolge zuzuordnen: Fibrinolyse, Kumarine, Heparin, Acetylsalicylsäure, Dextran):

a) *Absolute Kontraindikationen:*
– Manifeste oder kurz zurückliegende Blutungen, hämorrhagische Diathesen (mit Ausnahme der Verbrauchskoagulopathie), latente lokale

Blutungsbereitschaft, wie beispielsweise frische Magen-Darm-Ulzera und
Malignome des Gastrointestinaltraktes, Patienten mit vorausgegangener translumbaler oder transfemoraler Aorto-Arteriographie, Zustand
nach frischen Operationen.
– Unmittelbar vorausgegangene Streptokokkeninfektionen mit einem
hohen Antistreptokinasetiter in der Folge, akutes rheumatisches Fie-
ber, akute Glomerulonephritis, Sepsis bzw. Endokarditis lenta, u. a.
wegen der Gefahr allergisch-anaphylaktischer Reaktionen. Deshalb
auch eine Wiederholung einer Lysetherapie erst nach 3 Monaten (hier
wäre Urokinase statt Streptokinase zu empfehlen).
– Hypertonie mit systolischen Werten über 200 mmHg und/oder diastoli-
schem Wert über 100 mmHg.
– Akute Pankreatitis.
– Schwere hämorrhagische Pneumonie
– Alle Formen einer schweren akuten zerebralen Durchblutungsstörung
einschließlich zerebraler Metastasen.
b) *Relative Kontraindikationen:*
– Hypertonie mit systolischen Werten ab 180 mmHg und/oder diastoli-
schem Wert ab 100 mmHg.
– Schwerer Diabetes mellitus mit Netzhautblutung.
– Leberzirrhose.
– Ausgeprägte Bronchiektasen mit Neigung zu Hämoptysen.
– Akute kavernöse Lungentuberkulose.
– Schwere Niereninsuffizienz, Urolithiasis, Blasenverweilkatheter, blu-
tende Urogenitalaffektionen.
– Lungenödem bei akuter Linksherzinsuffizienz, Intubation.
– Vorgerücktes Lebensalter über 75 Jahre (abhängig vom biomorphoti-
schen Zustand).
– Vorbehandlung mit Heparin und/oder Kumarinderivaten (die Wirkung
von Heparin kann schnell mit Protaminsulfat oder Protaminchlorid
neutralisiert werden, Überprüfung des Gerinnungsstatus).
– Schwangerschaft bis zur 18. Woche (wegen teratogener Schäden sind in
diesem Zeitraum orale Antikoagulantien absolut kontraindiziert), Zu-
stand bis zum 5. Tag post partum.
– I. m. Injektionen kurz vor oder während einer Lyse.
– Größere Karzinome mit Blutungsgefahr.
– Hypotonie (zu Beginn der Lyse ist mit einem Blutdruckabfall zu
rechnen).
– Stärkere Menstruationsblutungen.

Unter Berücksichtigung der Kontraindikationen und in Anbetracht
des Alters des thrombotischen Prozesses kommt nur ein recht geringer Teil – man schätzt etwa 2,5 bis maximal 5% – aller Patienten mit
arterieller Verschlußkrankheit für eine Lyse in Betracht.

Zu beachten ist desweiteren, daß eine anschließende chirurgische Desobliteration durch die vorausgegangene Thrombolyse in keiner Weise beeinträchtigt wird. Stenosen benötigen im allgemeinen eine durchschnittliche Lysezeit von 48 Std, bei Verschlüssen beträgt die Behandlungsdauer meist 3–5 Tage. Dabei werden nach Durchführung des Streptokinase-Resistenztestes von der Streptokinase initial innerhalb von 20 min 250 000 i. E. und anschließend 100 000 i. E./h infundiert. Bei der Urokinase werden initial 200 000 und dann 100 000 i. E./h angewendet, die Thrombinzeit muß sich etwa dem doppelten Ausgangswert nähern.

Nach neueren Untersuchungen kann auch eine Kombination von Katheterkanalisierung und thrombolytischer Behandlung bei Fällen mit segmentalen Femoralarterienverschlüssen erfolgversprechend sein, die ein Alter von etwa 4–12 Monaten haben. Bei diesem Verfahren wird durch die transkutane Kathetermethode nach Dotter eine wesentliche Vergrößerung der Kontaktfläche für Streptokinase im Thrombus erreicht und nach einem Intervall von 2 Wochen eine Thrombolyse ohne Gefahr einer Nachblutung durchgeführt. Die thrombolytische Therapie ist, falls keine Operabilität besteht, in den Stadien III und IV immer zu erwägen, in den Stadien IIb muß das Für und Wider sorgfältig abgewogen werden.

Überlappende Behandlung mit Heparin und nachfolgende Dauermedikation mit Kumarinen ist zur Wahrung eines längeren Erfolges unbedingt erforderlich. Es handelt sich dabei um eine differenzierte Therapie, die nur unter bestimmten Vorsichtsmaßnahmen und unter strikter Beachtung der Kontraindikationen durchgeführt werden darf. Folgende *vorläufige Erfahrungen* haben sich herauskristallisiert:

a) Liegt der Verschluß oberhalb des Leistenbandes, sind die Aussichten vor allem in den ersten Wochen und Monaten nach Beginn des Verschlusses besser. Danach ist nur bei kurzstreckigen Verschlüssen ein Behandlungsversuch erfolgversprechend.

b) Liegt der Verschluß unterhalb des Leistenbandes, hat eine derartige Behandlung nur in den ersten 4–6 Wochen nach Beginn des Verschlusses Aussicht auf Erfolg. Naturgemäß sind die Ergebnisse bei Arterienstenosen günstiger als bei totalen Verschlüssen.

11.13 Perkutane transluminale Rekanalisation mittels Katheterisierung nach Dotter

Dieses Verfahren, das auf DOTTER zurückgeht und von ZEITLER sowie GRÜNTZIG modifiziert wurde, beruht darauf, daß mittels eines über die A. femoralis eingeführten Seldinger-Katheters ein Spezialführungsdraht einen kurzstreckigen Verschluß oder eine hochgradige Stenose durchstößt bzw. erweitert. Es wird vorwiegend im femoropoplitealen Bereich ausgeführt und hat zur Voraussetzung, daß die A. femoralis superficialis im proximalen Bereich offen ist und nicht unmittelbar eine Brückenkollaterale im stumpfen Winkel abgeht. Wie schon in Abschnitt 12 (»Thrombolyse«) ausgeführt, kann nach dieser Aufweitung etwa 14 Tage später ein Lyseversuch gestartet werden, der dadurch erfolgversprechender ist, daß größere Thrombusanteile der thrombolytischen Therapie zugängig sind. Auch hat sich bewährt, zur Aufrechterhaltung des Erfolges während und nach diesem Verfahren Acetylsalicylsäure zum Einsatz zu bringen.
Es handelt sich um einen wenig belastenden Eingriff, der in Lokalanaesthesie – allerdings immer unter Operationsbereitschaft – durchgeführt werden kann, so daß dieses Verfahren bei hochgradigen Stenosen im Bereich der A. iliaca communis, A. iliaca externa, A. femoralis und A. poplitea bei hochgradigen Beschwerden und drohender Amputation vor allem dann zur Anwendung kommen sollte, wenn die Voraussetzungen für einen gefäßrekonstruierenden Eingriff wegen des schlechten Allgemeinzustandes oder hohen Alters des Patienten etc. nicht ohne weiteres gegeben sind.

11.14 Chirurgische Maßnahmen

Die bisher angeführten konservativen Behandlungsmöglichkeiten sind in erster Linie für das Stadium II angebracht. Für das Stadium IIb, d. h. bei einer Gehstrecke unter 200 m, und prinzipiell für die Stadien III und IV muß zunächst die Möglichkeit einer operativen Intervention geprüft werden. Etwa 25% aller Patienten mit AVK sind einem operativen Eingriff zugänglich. Dieser sollte auf alle Fälle auch dann noch erwogen werden, wenn eine Amputation unvermeidlich erscheint. Wenn auch die Sympathektomie heutzutage noch ihre Berechtigung hat, so haben die gefäßrekonstruierenden Maßnahmen doch absoluten Vorrang.

Die *Sympathektomie* bewirkt lediglich eine Verbesserung der Hautdurchblutung und ist deshalb vor allem beim peripheren Verschlußtyp, insbesondere bei Vorhandensein von Nekrosen, indiziert. Aber nicht nur bei Vorliegen multipler Unterschenkel-Arterienverschlüsse mit oder ohne Femoralisverschluß hat sich die Sympathektomie bewährt, sondern auch als zusätzliche Maßnahme im Rahmen gefäßrekonstruierender Operationen, so z. B. bei Desobliteration der A. iliaca mit zusätzlich vorliegenden distalen Verschlüssen.

Es wird empfohlen, durch vorausgehende Sympathikusblockaden sich ein Urteil über die zu erwartende Wirkung zu verschaffen.

Abgesehen von der Wiederherstellung der arteriellen Strombahn durch die perkutan durchführbare *Katheter-Dotter-Technik* gibt es eine Vielzahl, den jeweiligen pathologischen Verhältnissen angepaßte Operationsverfahren. Die guten Erfolge chirurgischer Eingriffe – sie haben zu einer rapiden Senkung der Amputationsrate geführt – läßt die möglichst frühzeitige Erwägung eines derartigen Eingriffes als vorrangig erscheinen.

Bei den operativen Verfahren stehen zur Verfügung

a) die Thrombendarteriektomie,
b) die Exstirpation und
c) der Bypaß.

Bei der *Thrombendarteriektomie* wird das verschließende Material einschließlich der Intima entfernt. Dabei gilt als Voraussetzung, daß ein unbehinderter Ein- und Abstrom des Blutes vorhanden ist.

Für Gefäßtransplantate werden heutzutage nahezu ausschließlich körpereigene Venen benutzt, nur im aorto-iliacalen Bereich greift man auf Kunststoffprothesen zurück. Auf diese rein operationstechnischen Fragen soll jedoch hier nicht näher eingegangen werden.

Abschließend darf jedoch darauf hingewiesen werden, daß auch bei Mehrfachverschlüssen die Beseitigung einer Stenose in einem Bereich die Durchblutung weiter distal so verbessern kann, daß eine drohende Amputation unterbleibt, Nekrosen zur Abheilung gebracht werden oder der Ruheschmerz beseitigt wird. Desweiteren muß noch einmal betont werden, daß es sich hier trotz der enormen und dankenswerten Fortschritte in der Gefäßchirurgie um Palliativmaßnahmen handelt. Eine fortlaufende angiologische Betreuung und konservative Behandlung sind weiterhin erforderlich.

11.15 Behandlung von Nekrobiosen

Zunächst ist wichtig, daß durch sorgfältige Fußpflege, Vermeidung von thermischen oder traumatischen Schädigungen, rechtzeitige Behandlung von Fußmykosen, entsprechende Lagerung und Polsterung etc. eine Prophylaxe der Nekrobiosen betrieben wird. Ggf. kann man mit antibiotischen Pudern diese Prophylaxe unterstützen.
Während sich die arterielle Nekrose regelmäßig im Bereich der Akren (Zehenspitzen, Haken-Nagelfalz) befindet und sich durch eine kalte und mitunter zyanotische Umgebung sowie eine hochgradige Schmerzempfindlichkeit auszeichnet, ist die diabetische Nekrose meist im Bereich des Fußballens und des Fußrückens lokalisiert. Dabei ist der Fuß warm und die Umgebung läßt begleitende entzündliche Veränderungen erkennen. Bemerkenswert ist die durch eine gleichzeitig vorhandene diabetische Neuropathie bedingte Schmerzlosigkeit, während die Osteoarthropathie bei beiden Formen, bevorzugt aber wieder bei der diabetischen Läsion, vorkommt. Das Risiko, eine Fußgangrän zu entwickeln, ist beim Diabetiker etwa 50mal höher als beim Stoffwechselgesunden. Die Neigung des Diabetikers zu Infektionen, insbesondere Mykosen, ist seit langem bekannt. Dabei ist die konstante Hyperglykämie ein wichtiger Schrittmacher. Interdigitale Fußmykosen mazerieren die Haut und schaffen so eine Eintrittspforte für Bakterien in das Gewebe. Am häufigsten spielt dabei der ubiquitäre Hautkeim *Staphylococcus aureus* die dominierende Rolle. Die zunehmende Resistenz dieses Keimes gegenüber einer Vielzahl von Antibiotika im Zeitalter des Hospitalismus macht eine Behandlung immer schwieriger. Sollte er bei einer Resistenzbestim-

mung auch gegen Oxacyllin oder Cephalosporin nicht empfindlich sein, ist dennoch eine hochdosierte Therapie zu empfehlen.

Dasselbe gilt für Reverin (Rolitetracyclin), welches wir seit Jahren mit besonders gutem Erfolg i. a. infundieren und damit eine weitaus bessere und schnellere Abheilungsquote feststellen können. Hervorzuheben ist dabei die besonders gute i. a. Verträglichkeit von Reverin, das wir bereits bei Auftreten erster Infektionszeichen einsetzen. Eine systemische Behandlung mit diesem Antibioticum in der kritischen Phase ist dabei ebenso selbstverständlich wie die Diabeteseinstellung mit Alt-Insulin.

Es kann nicht oft genug den Patienten die sorgfältige Reinigung der Füße empfohlen werden. Peinliche Beachtung müssen auch schon leichte Hautläsionen finden, die häufig bagatellisiert werden. Gerade bei Diabetikern kann sich eine schwere Phlegmone und Osteomyelitis in 2–3 Tagen entwickeln und ein hochakutes Krankheitsbild mit septischen Temperaturen bewirken. Durch Beachtung der eben genannten allgemeinen und der nun noch folgenden lokalen Behandlungsmöglichkeiten haben wir schon manchen Fuß, der zur Amputation anstand, erhalten können, wenn auch mit Defektheilungen, so daß wir auf dem Standpunkt stehen, daß um jeden einzelnen Fuß bis zum letzten gekämpft werden muß. Die Grenze ist dann erreicht, wenn der örtliche Prozeß soweit fortgeschritten ist, daß mit konservativen Mitteln keine Aussicht auf Abheilung mehr besteht oder wenn eine vitale Bedrohung durch eine allgemeine Intoxikation sich anbahnt.

Zu achten ist insbesondere auf unterminierende Eiterungen, die durch breite Inzisionen eröffnet werden sollten. U. U. sind auch Nagelextraktionen erforderlich.

Oberstes Grundprinzip ist, daß an jede Nekrobiose Luft und Licht herankommt und weitere Druckulzerationen durch Decken etc. vermieden werden müssen. Keine Salben, keine Verbände, die das Wachstum der Bakterien noch fördern. Reinigung der Nekrobiosen durch hyperosmolare oder tryptische Lösungen, wie Kochsalz, Wasserstoffsuperoxyd, Kaliumpermanganat oder ähnliches mit nachfolgender Trockenföhnung.

Bei Überführung der feuchten in eine trockene Gangrän mit Mumifizierung kann deren spontane Demarkierung und Abstoßung mitun-

Tabelle 12. Therapie der chronischen arteriellen Verschlußkrankheit

---

Grundsätzlich
  Primäre und sekundäre Prävention
  Basistherapie
Stadium I
  Aktives Gefäß- und Muskeltraining (Ganzkörperbelastung)
Stadium II a
  Aktives Gefäß- und Muskeltraining (organbezogen)
  Antikoagulation, Thrombozytenaggregationshemmer
  Metabolisch wirksame Pharmaka
  Verbesserung der Fließeigenschaften des Blutes
Stadium II b, III und IV
  Chirurgische Maßnahmen
  Übungsbehandlung nur im Stadium II b
  (keinesfalls in den Stadien III und IV)
  Perfusionsdruckerhöhung – Tieflagerung
  I. a. Vasodilatantien
  Metabolisch wirksame Pharmaka
  Antikoagulation, Thrombozytenaggregationshemmer
  Thrombolyse
  Defibrinierung mit Schlangengiftpräparaten
  Verbesserung der Fließeigenschaften des Blutes
  Hämodilution

---

ter abgewartet und evtl. eine schonende Grenzzonenamputation bei
entsprechenden Voraussetzungen angeschlossen werden.

Ist eine Amputation unvermeidlich, so ist diese »im Gesunden«
durchzuführen, wobei eine angiographische Klärung und evtl. vor-
hergehende gefäßrekonstruierende Operation zu erwägen sind, um
nach Möglichkeit die Amputationshöhe soweit wie zulässig nach distal zu verschieben (Tabelle 12).

12 Akuter Gefäßverschluß

Zwei *Ursachen* kommen in erster Linie für den akuten arteriellen Gefäßverschluß der unteren Extremitäten in Frage, ein ortsständiger Thrombus oder häufiger ein Embolus.

Der akute Gefäßverschluß kann in jedem Alter auftreten, befällt Männer und Frauen gleichermaßen. Zunächst müssen ein rheumatisches Mitral- oder Aortenvitium ausgeschlossen werden sowie eine absolute Arrhythmie bei Vorhofflimmern. Endokartitiden sind heutzutage als Ursprungsquelle wesentlich seltener geworden. Aortenaneurysmata oder schwere thrombulzeröse Formen der Arteriosklerose in der distalen Bauchaorta kommen darüber hinaus, wenn auch wesentlich geringer, als Ursprungsorte in Betracht. Auch nach Klappenersatz kann es trotz guter Antikoagulierung zu einer Embolisation kommen. Desweiteren kann ein Zustand nach Herzinfarkt, auch ein sog. stummer Myokardinfarkt, Ausgangspunkt einer Embolie sein. Im Gegensatz zu den Vorhof- oder Herzohrthromben bei Vorhofflimmern stammen die Emboli dabei von den intertrabekulären Wandthromben im Bereich des linken Ventrikels.

Weitere Ursachen des akuten Gefäßverschlusses können neben Lichtungseinengungen oder Lumenverschlüssen der Gefäße auch Folgeerscheinungen von Druck, Zug oder Knickbildung der Arterien sein. Eine traumatische Ursache ist ebenso wie ein Aneurysma dissecans oder ein Ergotismus weitaus seltener. Das gleiche trifft für iatrogen verursachte Gefäßverschlüsse zu.

Prädilektionsstellen von Embolien sind die spitzwinkligen Teilungsstellen von Arterien, insbesondere an den unteren Extremitäten (Femoralis-, Iliaka-, Poplitea- und Aortengabel), die etwa viermal häufiger als die oberen Gliedmaßen betroffen werden. Mit Ausnahme der

A. profunda femoris gilt: je zentraler der Verschluß, desto schwerer die Auswirkungen.

Deshalb ist als erste Faustregel bei Auftreten eines akuten Verschlusses der Griff zum Stethoskop zu nennen. Die zweite Handlung besteht in der klinischen Untersuchung und gleichzeitigem Schreiben eines EKGs.

Für die praktischen Belange ist wichtig zu wissen, daß als auslösende Ursache für eine Embolie neben körperlichen Anstrengungen plötzliche Änderungen der Herzschlagfolge u. a. in Frage kommen. Deshalb muß auch vor einer beabsichtigten Rhythmisierung bei Vorhofflimmern eine wirkungsvolle Antikoagulation durchgeführt werden. Von klinischer Relevanz ist bei älteren Leuten eine zusätzlich eintretende Herzinsuffizienz und damit eine Verschlechterung der hämodynamischen Situation, womit einer der wesentlichen Punkte der Virchowschen Trias hinzukommt.

Führendes Leitsymptom ist ein peitschenschlagartiger Extremitätenschmerz mit sofortiger Ausbildung der sog. 6 P's:

Eine klassische Ausprägung mit Vorhandensein aller sechs Punkte ist aber lediglich bei einem kompletten Ischämiesyndrom gegeben. Bei einem inkompletten Ischämiesyndrom müssen nicht alle der genannten Kriterien in so ausgeprägter Form vorhanden sein.

Die *Inspektion* zeigt bei einseitigem Befall eine deutliche Seitendifferenz der Hautfarbe und der Hauttemperatur. In Verbindung mit dem Pulstastbefund und den geschilderten subjektiven Symptomen ist die Diagnose im Regelfall sofort eindeutig zu stellen. Dabei gilt festzuhalten, daß der Verschluß etwa 2 Handbreit über dem zumeist scharfrandig abgesetzten Bezirk sitzt.

Grundsätzlich ist schon bei jedem Verdacht – so keine allgemeinen Kontraindikationen vorliegen – eine umgehende Einweisung zunächst in eine chirurgische Abteilung vorzunehmen, wo eine angiographische Untersuchung letztlich die genaue Lokalisation und Ausdehnung und damit Operabilität festzustellen hat. Ausnahmen bilden lediglich die peripheren Lokalisationen (unterhalb des Kniegelenkes), und multiple Embolien, die einer sofortigen Thrombolyse durch den Internisten zuzuführen sind. Als Zwischenmaßnahmen sind eine entsprechende Lagerung, Analgetika (nicht i. m.!) und Schockbekämpfung zu nennen sowie Einleitung einer Heparinisierung (10 000 i. E. i. v.).

13 Literatur

Zeitschriftenartikel

ANDRASSY, K., ZIMMERMANN, R., HÖFFLER, D., RITZ, E., SCHERZ, M.: Plättchenfunktionsstörung – eine Carbenicillinnebenwirkung bei normaler Nierenfunktion. Klin. Wschr. *44*, 1021 (1977)

ASCHOFF, L.: Virchows Lehre von den Degenerationen (passiven Vorgängen) und ihre Weiterentwicklung. Virchows Arch. [Pathol. Anat.] *235*, 152 (1921)

BARBEY, K.: Plethysmographische Diagnostik und Therapieüberwachung arterieller Verschlußkrankheiten. Med. Welt (1965) 1888

BARBEY, K., BARBEY, P.: Ein neuer Plethysmograph zur Messung der Extremitätendurchblutung. Z. Kreislaufforsch. *52*, 1129 (1963)

BARBEY, K., BARBEY, P., LOOSE, K. E., TERJUNG, J.: Plethysmographische Untersuchungen bei arteriellen Durchblutungsstörungen. Dtsch. Med. Wochenschr. *88*, 1556 (1963)

BARMEYER, J., BUCHWALSKY, R., BLÜMCHEN, G., BAUMEISTER, L., HANSEN, W., BATTKE, H., HARTUNG, H., REINDELL, H.: Der Verlauf der Arteriosklerose an den Koronar- und Beinarterien. Dtsch. Med. Wochenschr. *101*, 443 (1976)

BARTOLI, G., FRANDOLI, G., SPREAFICO, P. L.: Langzeitbehandlung mit Xantinol-nicotinat (Complamin retard) bei geriatrischen Patienten mit zerebraler Insuffizienz. Therapiewoche *27*, 575 (1977)

BARTUSCH, M., MÖRL, H., PREUSS, E.-G.: Venenverschlußplethysmographische Kriterien der Gewebshypoxie bei arteriellen Gliedmaßenverschlüssen. In: Pathophysiologie. Beitrag zu Problemen der Hypoxie und der mathematischen Modellierung. LINKE, P. G. (Hrsg.). Halle: MLU 1970a

BARTUSCH, M., MÖRL, H., PREUSS, E.-G.: Das Profil der reaktiven Mehrdurchblutung (PRM) bei organisch arteriellen Verschlußkrankheiten. Z. Kreislaufforsch. *56*, 60 (1970b)

BARTUSCH, M., MÖRL, H., PREUSS, E.-G.: Die Beurteilung arterieller Gefäßkrankheiten durch Zeitmessung am Volumenpuls. Z. Kreislaufforsch. *60*, 860 (1971)

BARTUSCH, M., MÖRL, H., SEIGE, K.: Die Vasodilatation – ein therapeutisches Prinzip bei Angioorganopathien? Int. Praxis *13*, 705 (1973)

BARTUSCH, M., MÖRL, H., PREUSS, E.-G., MÜLLER, G.: Haemodynamische und metabolische Besonderheiten bei schweren ischämischen Stadien der arteriellen Verschlußkrankheit. In: Gefäßwand und Blutplasma, Bd. IV, S. 287. Jena: Fischer 1974

BARTUSCH, M., MÖRL, H., PREUSS, E.-G., SEIGE, K.: Untersuchungen über das Verhalten des integrierten Kapillardruckimpulses bei arteriell-medikamentös induzierter Vasodilatation. Z. Kreislaufforsch. *60*, 440 (1971)

BARTUSCH, M., MÖRL, H., RIDHA, G., PREUSS, E.-G.: Die Langzeitbehandlung arteriell Verschlußkranker mit Vasodilatantien. Ber. Ges. Inn. Med. *8*, 137 (1972)

BARTUSCH, M., RIDHA, G., MÖRL, H., PREUSS, E.-G.: Intraarterielle Vasodilatantieninfusion und Ruhedurchblutung bei peripheren Angioorganopathien. Angiologica *10*, 24 (1973)

BAUMGARTNER, H. R.: Pathophysiologische und experimentelle Grundlagen der Thrombogenese. Schweiz. Med. Wochenschr. *104*, 109 (1974)

BAUMGARTNER, H. R.: Arteriosklerose und Thrombose, neue pathogenetische Gesichtspunkte. Internist *19*, 627 (1978)

BENDITT, E. P.: Implications of the monoclonal character of human atherosclerotic plaques. Am. J. Pathol. *86*, 693 (1977)

BENDITT, E. P., BENDITT, J. M.: Evidence for a monoclonal character of human atherosclerotic plaques. Proc. Nat. Acad. Sci. USA *70*, 1737 (1973)

BERGENTZ, S. E., CARSTEN, A., GELSIN, L. E., KRÉPS, J.: »Hidden acidosis« in experimental shock. Am. Surg. *169*, 227 (1969)

BERKHOFF, W., UNGEHEUER, E., ALKEN, P.: Bauchaortenaneurysma. Med. Klin. *73*, 17 (1978)

BIER, A.: Über die nach und während der v. Esmarchschen künstlichen Blutleere eintretenden Gefäßveränderungen und ihre physiologische Erklärung. Dtsch. Med. Wochenschr. *2*, 505 (1899)

BILAND, L.: Häufigkeit und Bedeutung der peripheren arteriellen Verschlußkrankheit. Konstanzer Symposion 1977. Konstanz: Schnetztor 1977

BLANKENHORN, D. H.: Angiographic evidence of atherosclerosis Regression in Man. In: Atherosclerosis, Vol. IV. SCHETTLER, G., GOTO, Y., HATA, Y., KLOSE, G. (eds.). Berlin, Heidelberg, New York: Springer 1977

BLÜMCHEN, G., KIEFER, H., SCHOOP, W.: Koronarangiographische Befunde bei Kranken mit obliterierenden Veränderungen in den Extremitätenarterien und pathologischem Ruhe-EKG. Z. Kreislaufforsch. *56*, 507 (1967)

BÖHMER, H. E.: Ultraschall bei peripheren arteriellen Durchblutungsstörungen. Diagnostik *8*, 563 (1975)

BOLLINGER, A., FREI, Ch.: Double-blind study of pentoxifylline against placebo in patients with intermittent claudication. Pharmatherapeutica *1*, 9 (1977)

BOLLINGER, A., MAHLER, F., ZEHENDER, O.: Kombinierte Druck- und Durchflußmessungen in der Beurteilung arterieller Durchblutungsstörungen. Dtsch. Med.Wochenschr. *95*, 1039 (1970)

BOLLINGER, A., BARRAS, J. P., BRUNNER, H. H., MAHLER, F., CASTY, M., ANLIKER, M.: Nichtinvasive Methoden zur Früherkennung arterieller Durchblutungsstörungen. Med. Welt *29*, 1142 (1978)

Boontje, A. H.: Traumatic aneurysm. Vasa *6*, 372 (1977)

Bredt, H.: Morphologie und Pathogenese der Arteriosklerose. In: Arteriosklerose. Schettler, G. (Hrsg.). Stuttgart: Thieme 1961

Brown, C. A., Bradshwa, M. W., Natelson, E. A., Alfrey, C. P., Williams, T. M.: Defective platelet function following the administration of penicillin compounds. Blood *47*, 949 (1976)

Cazenave, J. P., Packham, M. A., Guccione, M. A., Mustard, J. F.: Effects of penicillin G on platelet aggregation, release and adherence to collagen. Proc. Soc. Exp. Biol. Med. *142*, 159 (1973)

Christensen, N. J.: The significance of work load and injected volume in Xenon[133] measurement of muscular blood flow Acta. Med. Scand. *183*, 445 (1968a)

Christensen, N. J.: Muscle blood flow. Measurement by Xenon[133] and vascular calcifications in diabetics. Acta. Med. Scand. *183*, 449 (1968b)

Conrad, M.: Abnormalities of the digital vasculature as related to ulceration and gangrene. Circulation *38*, 568 (1968)

Davis, E., Rozoy, H.: Xantinol-Nicotinat bei arteriellen Verschlußkrankheiten. Practitioner *215*, 793 (1975)

Ditschuneit, H.: Der Prädiabetes. Dtsch. Med. Wochenschr. *90*, 1925 (1965)

Doerr, W.: Gangarten der Arteriosklerose. Sitzungsber. Heidelberger Akad. Wiss. (math.-nat. Klasse) 62/64, 4. Abh. Berlin, Göttingen, Heidelberg, New York: Springer 1964

Ehringer, H.: Zur Wirkung gefäßerweiternder Pharmaka vom Adrenalintyp. Med. Welt *17*, 696 (1966)

Ehrly, A. M., Schroeder, W.: Oxygen pressure values in the ischemic muscle tissue of patients with chronic occlusive arterial disease. In: Oxygen transport to tissue, Vol. III. Silver, A., Erecinska, M., Bicher, H. I. (eds.). New York: Plenum Publ. Corp. 1978

Epstein, F. H.: Risikofaktoren der arteriellen Verschlußkrankheiten. Verh. Dtsch. Ges. Inn. Med. *78*, 387 (1972)

Fuchs, U.: Elektronenmikroskopische Befunde an den Muskelkapillaren bei Langzeitdiabetikern. In: Diabetische Angiopathie. Mohnike, G. (Hrsg.). Abhandl. Dtsch. Akad. Wiss., Bd. 3. Berlin 1964

Fuchs, U.: Elektronenmikroskopische Befunde bei peripherer diabetischer Angiopathie. In: Gefäßwand und Blutplasma. Emmrich, R., Perlick, E. (Hrsg.). Jena: Fischer 1965

Fuchs, U., Claus, F.: Blutgefäßveränderungen bei anaphylaktischem Oedem. Bruns Beitr. Pathol. Anat. *135*, 297 (1967)

Gabriel, R., Mörl, H.: Die Muskelgewebsclearance mit [133]Xenon. Z. Kreislaufforsch. *60*, 269 (1971)

Genton, E., Gent, M., Hirsh, M. S. J., Harker, L. A.: Platelet-inhibiting drugs in the prevention of clinical thrombotic disease (third of three parts). New Engl. J. Med. *293*, 1296 (1975)

Grüntzig, A.: Die Ultraschall-Doppler-Methode in der angiologischen Diagnostik. Med. Klin. *70*, 50 (1975)

GRÜNTZIG, A., BOLLINGER, A.: Wirkung eines intraarteriell infundierten Vasodilatans (ATP) auf die Wadendurchblutung in Abhängigkeit von Dosierung und Schweregrad der Durchblutungsstörung. Dtsch. Med. Wochenschr. *96*, 1383 (1971)

HAAN, D.: Die diagnostische Bedeutung der Phono-Angiographie. Z. Kreislaufforsch. *52*, 384–391 (1963)

HASSELBACH, W.: Die sarkoplasmatische Calciumpumpe – Entdeckung und Beiträge zu ihrer Kenntnis. Nova Acta Leopoldina IVF-29 *48* (1977)

HAUST, M. D.: Zur Morphologie der Arteriosklerose. Internist *19*, 621 (1978)

HEIDELMANN, G.: Durchblutungsstörungen der Gliedmaßenarterien und der Akren. In: Klinik der Gegenwart, Bd. II, S. 33. München, Berlin: Urban- & Schwarzenberg 1955

HEINRICH, F.: Die Therapie der peripheren arteriellen Verschlußkrankheit in der Praxis. Notabene medici *7*, 6 (1977)

HESS, H.: Arterielle Durchblutungsstörungen. In: Therapie innerer Krankheiten. BUCHBORN, E., GROSS, R., JAHRMÄRKER, H., KARL, H. J., MARTIN, G. A., MÜLLER, W., RIEKER, G., SCHWIEGK, H., SIEGENTHALER, W. (Hrsg.). Berlin, Heidelberg, New York: Springer 1977

HEVELKE, G.: Beiträge zur Funktion und Struktur der Gefäße. I. Mitteilung: Vergleichende angio-chemische Untersuchungen der Arteria brachialis und Arteria femoralis. Z. Alternsforsch. *8*, 219 (1954/55)

HEVELKE, G.: Angiochemische Untersuchungen der Aorta zur Frage der Physiosklerose, Arteriosklerose und diabetischen Angiopathie. Dtsch. Arch. Klin. Med. *203*, 528 (1956)

HÖPPKER, W. W., NÜSSEL, E., WEGENER, K., TAMM, M., HEHL, F. J., KOHLER, G., KREUSEN, U., WEIGANG, W., BÜHLER, F., BERSCH, W.: Statistische Modellstudie zum Verlauf und Ausbreitungsmuster der Arteriosklerose. Verh. Dtsch. Ges. Pathol. *56*, 670 (1972)

HORSCH, A., MÖRL, H.: Periphere arterielle Verschlußkrankheit. Med. Forum *2*, 7 (1978)

HORSCH, A. K., KOCH, A., HEUCK, C. C., MÖRL, H.: Effect of cigarette smoking on uptake of 3-oleic and 14C-linoleic acid by human arteries in vitro. In: Atherosclerosis, Vol. IV. SCHETTLER, G., GOTO, Y., HATA, Y., KLOSE, G. (eds.). Berlin, Heidelberg, New York: Springer 1977

HUECK, W.: Anatomisches zur Frage nach Wesen und Ursache der Arteriosklerose. Münch. Med. Wochenschr. *67*, 535 (1920)

KAPP, M., LEIPERSBERGER, J.: Diagnostik der arteriellen Verschlußkrankheit mittels klinischer, haemodynamischer und metabolischer Untersuchungen. Heidelberg: Inaugural-Dissertation 1978

KAUNITZ, H.: Dietary and lipids and arteriosclerosis. J. Amer. Oil. Chem. Soc. *52*, 8 (1975)

KEMKES, B. M., LUOSTO, R., REICHART, B., BRUNNER, L., KLINNER, W.: Die chirurgische Behandlung von Aneurysmen der Aorta ascendens und der Aortenwurzel. Herz/Kreislauf *9*, 14, 833 (1977)

KLAPDOR, R., HARM, K., MÜLLER-JENSEN, A.: Die Kreatinkinase-CK-MB/

Gesamt-CK-Relation als Kriterium für die Differentialdiagnose von Herz- und Skelettmuskelerkrankungen. Herz/Kreislauf *9*, 13 (1977)

KOCH, A., MÖRL, H.: Rauchen und kardiovaskuläre Erkrankungen. Der informierte Arzt (im Druck)

KOCH, A., LÄPPCHEN, J., MÖRL, H.: Meßmethoden der akralen Durchblutung. Med. Techn. *96*, 95 (1976)

KOCH, A., LÄPPCHEN, J., MÖRL, H.: Die Untersuchungen von Arterien und Venen mittels Ultraschall-Dopplersonde. Med. Techn. *97*, 26 (1977)

KRAUSE, D.: Behandlung peripherer arterieller Durchblutungsstörungen im Stadium II nach Fontaine mit Intervalltraining und Medikamenten. In: Die medikamentöse Beeinflussung oxidativer Zellstoffwechselprozesse und ihre klinische Bedeutung. Konstanzer Symposion 1977. Konstanz: Schnetztor 1977

KREMER, H., WEIDENHILLER, S., SCHIERL, W., HESS, H., ZÖLLNER, N., HEBERER, G.: Sonographische Untersuchungen der Aorta abdominalis. Med. Welt *28*, 1688 (1977)

KRIESSMANN, A., SCHMUCK, L., HILDEBRAND, B., RÄDLER, M.: Vergleich apparativer Meßmethoden zur Diagnostik der arteriellen Verschlußkrankheiten der unteren Extremitäten. Münch. Med. Wochenschr. *117*, 991 (1975)

KÜBLER, W., SCHÜTZ, E., GRIES, F. A., KLINGER, H., KOSCHINSKY, T., LOOGEN, L., VOGELBERG, K. H.: Periphere arterielle Verschlußkrankheit, angiographisch nachweisbare Koronarsklerose und Konstellation von »Risikofaktoren« bei Patienten mit pektanginösen Beschwerden. Dtsch. Med. Wochenschr. *99*, 2201 (1974)

LASSEN, N. A.: Muscle blood flow in normal man and in patients with intermittent claudication evaluated by simultaneous Xe 133 and Na 24 clearance. J. Clin. Invest. *43*, 1805 (1964)

LASSEN, N. A., LINDBJERG, J., MUNCK, O.: Measurement of blood-flow through sceletal muscle by intramuscular injection of Xenon 133. Lancet 1964, 686

LINKE, H.: Langzeitprophylaxe mit ASS (Colfarit) bei arteriellen Angiopathien. Ther. Ber. *47*, 33 (1975)

LINKE, H.: Die periphere arterielle Verschlußkrankheit. Der informierte Arzt *4*, 9 (1976a)

LINKE, H.: Gefäßmanifestation der Gicht. Therapiewoche *26*, 5350 (1976b)

LINKE, H.: Erfahrungen mit der Acetylsalicylsäure (ASS) in der Behandlung diabetischer Angiopathien. In: Diabetische Angiopathien. ALEXANDER, K., CACHOVAN, M. (Hrsg.). Baden-Baden, Brüssel, Köln, New York: Witzstrock 1977

LINKE, H., LOEW, D.: Die Stellung der Antikoagulantien und Thrombozytenaggregationshemmer in der Behandlung der arteriellen Verschlußkrankheit im Gliedmaßenbereich. Therapiewoche *23*, 48 (1973)

VAN DE LOO, J.: Welche Indikationen zur Thrombolysetherapie haben sich bewährt? Z. Allgemeinmed. *53*, 855 (1977)

v. LUCKNER, A.: Zur Epidemiologie der arteriellen Verschlußkrankheit. Heidelberg: Inaugural-Dissertation 1976

Lundbaek, K.: Diabetische Angiopathie – ein spezifisches Krankheitsbild. Schweiz. Med. Wochenschr. *84*, 538 (1954)

Martin, M.: Diagnostik, Klinik, Therapie häufiger angiologischer Krankheitsbilder. Almanach für die ärztliche Fortbildung 1972/73, S. 77. München: Lehmanns 1973

Matthes, D.: Zur Diagnostik peripherer arterieller Durchblutungsstörungen. Ärztebl. Rheinland-Pfalz *1*, 62 (1976)

Matthes, D., Mörl, H.: Ergotismus und seine heutige Bedeutung. Vasa *4*, 357 (1975)

Matthes, D., Mörl, H.: Ergometrie. Med. Forum *2*, 63 (1978)

Matthes, D., Kapp, M., Leipersberger, I., Mörl, H.: Metabolische Veränderungen während ergometrischer Belastung bei Patienten mit arterieller Verschlußkrankheit und ihr Vergleich mit haemodynamischen Parametern. Vasa (im Druck)

Matthes, D., Kapp, M., Leipersberger, I., Mörl, H.: Aussagekraft von klinischen und haemodynamischen Untersuchungsmethoden bei der Diagnostik der arteriellen Verschlußkrankheit. Vasa (im Druck)

Matthes, D., Opherk, D., Mörl, H.: Nachweis einer peripheren obliterierenden Arteriosklerose bei Patienten mit koronarer Herzerkrankung und eingeschränkter Koronarreserve. Vasa *7*, 138 (1978)

McClure, P. D., Casserly, J. G., Monsieur, C., Crozier, D.: Carbenicillin-induced bleeding disorder. Lancet *1970 II*, 1307

Mohnike, G.: Einige klinische Gesichtspunkte zur diabetischen Blutgefäßkrankheit. Medizinische *32*, 1 (1959)

Mörl, H.: Über den Myokardinfarkt. Virchows Arch. Pathol. Anat. *37*, 383 (1963)

Mörl, H.: Atherosklerose, Koronarsklerose und Myokardinfarkt bei alter Magenresektion nach Billroth II. Med. Klin. *63*, 791 (1968)

Mörl, H.: Folgeerscheinungen arteriovenöser Aneurysmen. Med. Klin. *64*, 2095 (1969)

Mörl, H.: Die klinische Erfaßbarkeit der lokalen peripheren und der allgemeinen Arteriosklerose unter Einschluß der Endstrombahn mit Beurteilung der klinischen Aussagekraft der verschiedenen Untersuchungsmethoden. Halle: Habilitationsschrift 1969

Mörl, H.: Klinische Erfassungsmöglichkeiten der Atherosklerose. Ärztl. Prax. *25*, 3787 (1973a)

Mörl, H.: Zum Einfluß der kardialen Haemodynamik auf die Durchblutung der unteren Extremitäten. Dtsch. Med. Wochenschr. *98*, 2075 (1973b)

Mörl, H.: Zur Anwendung von Vasodilatantien bei der arteriellen Verschlußkrankheit. Vasa *3*, 287 (1974a)

Mörl, H.: Zur intraarteriellen Behandlung der arteriellen Verschlußkrankheit. Dtsch. Med. Wochenschr. *99*, 2286 (1974b)

Mörl, H.: Untersuchungen zur sog. »integrierten« Pulsform. Vasa *4*, 350 (1975a)

Mörl, H.: Zur Anwendung der Muskelgewebsclearance mit Xenon[133]. Vasa *4*, 157 (1975b)

Mörl, H.: Der akute Arterienverschluß in der Praxis. Dtsch. Ärzteblatt *73*, 873 (1976a)

Mörl, H.: Quantitative und semiquantitative Untersuchungen zur muskulären Leistungsfähigkeit bei organisch arterieller Verschlußkrankheit. In: Hypertonie, S. 245. Zeitler, V. E. (Hrsg.). Baden-Baden, Brüssel, Köln: Witzstrock 1976b

Mörl, H.: Risikofaktoren und Lebenserwartung. Ärztl. Prax. *28*, 2277 (1976c)

Mörl, H.: Quantitative Meßmethoden der peripheren Durchblutung. Med. Techn. *96*, 87 (1976d)

Mörl, H.: Kälteschäden des menschlichen Organismus. Inn. Med. *4*, 140 (1977a)

Mörl, H.: Die chronische arterielle Verschlußkrankheit: Behandlungsmöglichkeiten. Dtsch. Ärzteblatt *74*, 1005 (1977b)

Mörl, H.: The special hemodynamics and metabolism in severe disturbance of peripheral blood flow and their treatment. Atherosclerosis *26*, 617 (1977c)

Mörl, H.: Indikationen und Kontraindikationen der thrombolytischen Behandlung. Med. Forum *1*, 91 (1977d)

Mörl, H.: Zur Metabolik und Haemodynamik schwerster Stadien der arteriellen Verschlußkrankheiten. Verh. Dtsch. Ges. Inn. Med. *83*, 1742 (1977e)

Mörl, H., Zimmermann, R.: Thromboembolische Erkrankungen. Dtsch. Ärzteblatt *75*, 635 (1978a)

Mörl, H.: Prophylaxe und Therapie von Gefäßwandveränderungen. Med. Klin. *73*, 722 (1978b)

Mörl, H.: Aneruysma und Aneurysmaruptur. Dtsch. Ärzteblatt *75*, 1861 (1978c)

Mörl, H.: Früherkennung arteriosklerotischer Gefäßerkrankungen. Internist *19*, 636 (1978d)

Mörl, H.: Welche Symptome macht die allgemeine Arteriosklerose? Kassenarzt *18*, 2215 (1978e)

Mörl, H., Bartusch, M.: Untersuchungen zur sog. »integrierten« Pulsform. Acta Biol. Med. Ger. *28*, 671 (1972)

Mörl, H., Falkner, R.: Körpergewicht und Konstitution beim Myokardinfarkt. Virchows Arch. Pathol. Anat. *340*, 164 (1965)

Mörl, H., Haupt, V.: Zur Häufigkeitszunahme der schweren Atherosklerose. Zentralbl. Allg. Pathol. *115*, 579 (1972)

Mörl, H., Horsch, A. K.: Haemodynamische und metabolische Besonderheiten bei den schweren Stadien der arteriellen Verschlußkrankheit. In: Diabetische Angiopathien. Alexander, K., Cachovan, M. (Hrsg.). Baden-Baden, Brüssel, Köln, New York: Witzstrock 1977

Mörl, H., Venzmer, J.: Der Myokardinfarkt beim Magenresezierten. Virchows Arch. Pathol. Anat. *341*, 79 (1966)

Mörl, H., Ziegan, J.: Die Konjunktivalbiopsie – ein zuverlässiger Gradmesser der allgemeinen Atherosklerose. Z. Kreislaufforsch. *63*, 385 (1973)

Mörl, H., Fuhrmeister, H., Ziegan, J.: Klinisch manifeste Atherosklerose und Ergebnisse der biomikroskopischen und histologischen Konjunktival-untersuchung. Angiologica 7, 312 (1970)

Mörl, H., Gabriel, R., Bartusch, M.: Vergleichende Messungen der Muskeldurchblutung mit der Venenverschlußplethysmographie und der Clearance mit [133]Xenon bei arterieller Verschlußkrankheit. Z. Kreislaufforsch. 60, 447 (1971a)

Mörl, H., Gabriel, R., Bartusch, M.: Muskelgewebsclearance mit Xenon[133] und kontrollierte Gehstrecke bei peripherer Atherosklerose. Dtsch. Gesundheitswesen 26, 2029 (1971b)

Mörl, H., Preuss, E.-G., Bartusch, M., Schneider, W.: Untersuchungen über eine medikamentös gelenkte Blutverteilung als konservativ-therapeutisches Prinzip bei der Atherosclerosis obliterans. Z. Kreislaufforsch. 61, 144 (1972)

Müller, H.: Ergebnisse der intraarteriellen Infusionsbehandlung bei der arteriellen Verschlußkrankheit. Heidelberg: Inaugural-Dissertation 1977

Orth, H., Mörl, H.: Herzinsuffizienz. Med. Forum 2, 15 (1978)

Preuss, E.-G., Bartusch, M., Mörl, H.: Quantitative und semiquantitative Untersuchungen zur muskulären Leistungsfähigkeit bei organisch arterieller Verschlußkrankheit. Dtsch. Gesundheitswesen 26, 2025 (1971)

Preuss, E.-G., Bartusch, M., Mörl, H.: Verhalten angiologischer Parameter in der prae- und postoperativen Phase arterieller rekonstruktiver Gefäß-operierter. Gefäßwand und Blutplasma, Bd. IV, S. 313. Jena: Fischer 1974

Randerath, E., Diezel, P. B.: Vergleichende histochemische Untersuchungen der Arteriosklerose bei Diabetes mellitus und ohne Diabetes mellitus. Dtsch. Arch. Klin. Med. 205, 523 (1958)

Randerath, E., Diezel, P. B.: Morphologische Pathologie der extrarenalen Angiopathie beim Diabetes mellitus. In: Diabetes mellitus, III. Int. Kongreß. Oberdisse, K., Jahnke, K. (Hrsg.). Stuttgart: Thieme 1959

Redisch, W.: Beziehungen zwischen diabetischer Mikro- und Makro-Angiopathie. In: Diabetische Angiopathien. Alexander, K., Cachovan, M. (Hrsg.). Baden-Baden, Brüssel, Köln, New York: Witzstrock 1977

Reichel, H., Bleichert, A., Harding, U.: Sauerstofftransport im Organismus. In: Physiologie und Biochemie in schematischer Darstellung. Reichel, H. (Hrsg.). Stuttgart, New York: Schattauer 1975

Rieger, H., Leye, A., Schmid-Schönbein, H., Schoop, W., Schneider, R., Malotta, H.: Isovolämische Haemodilution bei peripherer arterieller Verschlußkrankheit. Konzepte, Methoden und vorläufige Ergebnisse. In: Diabetische Angiopathien. Alexander, K., Cachovan, M. (Hrsg.). Baden-Baden, Brüssel, Köln, New York: Witzstrock 1977

Ross, R., Glomset, J. A.: Atherosclerosis and the arterial smooth muscle cell. Science 180, 1332 (1975)

Ross, R., Harker, L.: Hyperlipidemia and atherosclerosis: Chronic hyperlipidemia initiates and maintains lesions by endothelial cell desquamation and lipid accumulation. Science 193, 1094 (1976)

SCHETTLER, G.: Ist der sog. Greisenbogen der Hornhaut ein Hinweis auf Atherosklerose? Dtsch. Med. Wochenschr. *79*, 915 (1954)

SCHETTLER, G., MÖRL, H.: Risikofaktoren der Atherosklerose in Beziehung zur Lebenserwartung heute und den Lebensaussichten morgen. Med. Welt *27*, 2201 (1976)

SCHETTLER, G., MÖRL, H.: Hyperlipoproteinämien und Atherosklerose, Consilium actuell *2*, 5 (1977)

SCHETTLER, G., MÖRL, H.: Ätiologie und Pathogenese der Arteriosklerose. Naturwissenschaften *65*, 130 (1978)

SCHETTLER, G., NÜSSEL, E.: Neue Resultate aus der epidemiologischen Herzinfarktforschung in Heidelberg. Dtsch. Med.Wochenschr. *99*, 2003 (1974)

SCHLIERF, G.: Arteriosklerose – Möglichkeiten für Prophylaxe und Therapie. Internist *19*, 632 (1978)

SCHWARTZ, A. M.: Diagnose und Therapie des Aneurysmas der Aorta abdominalis. Tempo medical *1*, 25 (1977)

SCHOOP, W.: Koinzidenz von koronaren und peripheren Durchblutungsstörungen, experimentelle und klinische Befunde. In: Koronarinsuffizienz – periphere Durchblutungsstörungen. GOTTSTEIN, U. (Hrsg.). Bern, Stuttgart, Wien: Huber 1973

SCHOOP, W.: Die Ultraschall-Doppler-Methode in der Diagnostik der arteriellen und venösen Störungen in den Extremitäten. Internist *17*, 580 (1976)

SCHOOP, W., KIEFER, H., BLÜMCHEN, G.: Koronarangiographische Befunde bei Kranken mit obliterierenden Veränderungen in den Extremitätenarterien und normalem Ruhe-EKG. Z. Kreislaufforsch. *55*, 884 (1966)

SCHREIBER, H.: Die Venenverschlußplethysmographie in der Fachpraxis. Medizinalmarkt/Acta Mediotechnica *18*, 3 (1970)

SCHROEDER, W.: Die Bedeutung haemodynamischer Faktoren für den Stoffaustausch durch die Kapillarwand. In: Kapillaren und Interstitium. BARTELHEIMER, H., KÜCHMEISTER, H. (Hrsg.). Stuttgart: Thieme 1955

SEIGE, K., MÖRL, H., MIKUS, E., BARTUSCH, M.: Untersuchungen zur Häufigkeit latenter diabetischer Stoffwechselstörungen bei klinisch manifester Atherosklerose. Z. Gesamte Inn. Med. *25*, 693 (1970)

SIPERSTEIN, M. D., BAKER, M., GOODMAN, J. R.: Diabetic Microangiopathy. In: Diabetische Angiopathien. ALEXANDER, K., CACHOVAN, M. (Hrsg.). Baden-Baden, Brüssel, Köln, New York: Witzstrock 1977

STAMLER, J.: The primary prevention of coronary heart disease. In: The Myocardium: Failure & Infarction. New York: HP Publishing Corp. 1974

The Coronary Drug Project Research Group: The coronary drug project. J. Am. Med. Assoc. *231*, 360 (1975)

THIEL, R.: Der Diabetes mellitus. Ein Gefäßproblem? Bücherei des Augenarztes. Beihefte. Klin. Monatsbl. Augenheilkd. *25*, 1 (1956)

Urokinase pulmonary embolism trial study group: Urokinase-Streptokinase emoblism trial. J. Am. Med. Assoc. *229*, 1606 (1976)

Veterans Administration Cooperative Study Group and Antihypertensive

Agents: Effect of treatment on morbidity in hypertension. J. Am. Med. Assoc. *202*, 116 (1967)

Veterans Administration Cooperative Study Group and Antihypertensive Agents: Effect of treatment on morbidity in hypertension. J. Am. Med. Assoc. *213*, 1143 (1970)

VERSTRAETE, M.: Are agents affecting platelet functions clinicaly use ful? Am. J. Med. *61*, 897 (1976)

VOLGER, E., SCHMID-SCHÖNBEIN, H.: Vergleichende Untersuchungen über die Verformbarkeit und Aggregationstendenz der Erythrozyten bei Diabetes mellitus unter Berücksichtigung der Krankheitsdauer, der Stoffwechselführung und des Auftretens von komplizierenden Erkrankungen. In: Diabetische Angiopathien. ALEXANDER, K., CACHOVAN, M. (Hrsg.). Baden-Baden, Brüssel, Köln, New York: Witzstrock 1977

WAHL, P., HASSLACHER, CH., WENGERT, G. U.: Assoziierte Risikofaktoren der Arteriosklerose und Herzinfarkthäufigkeit bei Diabetikern. Inn. Med. *4*, 103 (1977)

WAIBEL, P.: Die Häufigkeit von Stenosen und Verschlüssen der A. coeliaca, mesenterica superior und inferior und ihre klinische Bedeutung. Vasa *6*, 328 (1977)

WEBER, A.: Regulatorische Protein-Wechselwirkungen in den Filamenten des Muskelactins. Nova Acta Leopoldina (IVF 229) *48*, 1 (1977)

WEIDEMANN, H., NÖCKER, J.: Herzinfarkte in der Bevölkerung einer Industriegroßstadt. Münch. Med. Wochenschr. *108*, 1393 (1966)

WIDMER, L. K.: Morbidität an Gliedmaßenarterien-Verschluß bei 6400 Berufstätigen. Basler Studie. Bibl. Cardiol. *13*, 67 (1963)

WIDMER, L. K., DUCHOSAL, F.: Natürlicher Verlauf des chronischen Gliedmaßenarterienverschlusses. In: Koronare Herzkrankheit und chronischer Verschluß der Gliedmaßenarterien. WIDMER, L. K., WAIBEL, P., KAPPERT, A. (Hrsg.). Bern, Stuttgart: Huber 1968

ZIMMERMANN, R., LANGE, D., ZELTSCH, C., MÖRL, H.: Untersuchungen zur Wertigkeit antithrombotischer Substanzen am experimentellen Thrombosemodell. In: Diabetische Angiopathien. ALEXANDER, K., CACHOVAN, M. (Hrsg.). Baden-Baden, Brüssel, Köln, New York: Witzstrock 1977

ZIMMERMANN, R., LANGE, D., ZELTSCH, C., BARTH, P., MÖRL, H.: Die Bedeutung der Thrombusstruktur für die antithrombotische Wirksamkeit von thrombozytenaggregationshemmenden Substanzen und Antikoagulantien. Verh. Dtsch. Ges. Inn. Med. *83*, 1173 (1977)

ZSCHOCH, H.-J.: Über die Häufigkeit der Arteriosklerose bei Diabetes mellitus. In: Diabetische Angiopathie. MOHNIKE, G. (Hrsg.). Abh. Dtsch. Akad. Wiss. (Berlin) *3*, 23 (1964)

ZSCHOCH, H.-J.: Die Herz- und Gefäßkrankheiten in der Sektionsstatistik. Ergeb. Allg. Pathol. Anat. *47*, 59 (1966)

Monographien

ALEXANDER, K.: Die intraarterielle Pharmakotherapie, 3. Aufl. Mannheim: Deutsche Laevosan-Gesellschaft 1969

ALEXANDER, K.: Arterienerkrankungen. Stuttgart, New York: Fischer 1977

ALEXANDER, K., CACHOVAN, M.: Diabetische Angiopathien. Baden-Baden, Brüssel, Köln, New York: Witzstrock 1977

BLÜMCHEN, G., KIEFER, H., REINDELL, H.: Periphere Arterien, Koronararterien. Bern, Stuttgart, Wien: Huber 1971

BOLLINGER, A.: Durchblutungsmessungen in der klinischen Angiologie. Bern, Stuttgart, Wien: Huber 1969

BOLLINGER, A., BRUNNER, U.: Meßmethoden bei arteriellen Durchblutungsstörungen. Bern, Stuttgart, Wien: Huber 1971

BÜCHNER, F.: Spezielle Pathologie. München, Berlin: Urban & Schwarzenberg 1960

BÜCHNER, F.: Die Koronarinsuffizienz in alter und neuer Sicht. Mannheim: Boehringer 1970

BÜRGER, M.: Angiopathia diabetica. Stuttgart: Thieme 1954

BUCHBORN, E., GROSS, R., JAHRMÄRKER, H., KARL, H. J., MARTIN, G. A., MÜLLER, W., RIECKER, G., SCHWIEGK, H., SIEGENTHALER, W.: Therapie innerer Erkrankungen. Berlin, Heidelberg, New York: Springer 1977

BURTON, A. C.: Physiologie und Biophysik des Kreislaufs. Stuttgart, New York: Schattauer 1969

EHRINGER, H.: Fortschritte der konservativen Therapie peripherer arterieller Verschlußkrankheit. Bern, Stuttgart, Wien: Huber 1974

GILL, E.: Angina pectoris. Stuttgart, New York: Fischer 1978

GOTTSTEIN, U.: Koronarinsuffizienz – periphere Durchblutungsstörungen. Bern, Stuttgart, Wien: Huber 1973

GRÜNTZIG, A.: Die perkutane transluminale Rekanalisation chronischer Arterienverschlüsse mit einer neuen Dilatationstechnik. Baden-Baden, Köln, New York: Witzstrock 1977

HEBERER, G.: Die Arteriosklerose als chirurgische Aufgabe. Bad Oeynhausen: TM-Verlag 1978

HEBERER, G., RAU, G., LÖHR, H. H.: Aorta und große Arterien. Berlin, Heidelberg, New York: Springer 1966

HEBERER, G., RAU, G., SCHOOP, W.: Angiologie, 2. Aufl., begründet von RATSCHOW, M. Stuttgart: Thieme 1974

HERING, H. E.: Der Sekundenherztod mit besonderer Berücksichtigung des Herzkammerflimmerns. Berlin: Springer 1917

HEYDEN, S.: Risikofaktoren für das Herz. Mannheim: Boehringer 1974

HOLLDACK, K., WOLF, D.: Atlas und kurzgefaßtes Lehrbuch der Phonokardiographie. Stuttgart: Thieme 1956

KAPPERT, A.: Lehrbuch und Atlas der Angiologie, 8. Aufl. Bern, Stuttgart, Wien: Huber 1976

KÖHLER, M., SCHOOP, W.: Metabolische und haemodynamische Trainingseffekte bei normaler und gestörter Muskeldurchblutung. Bern, Stuttgart, Wien: Huber 1973

MARTIN, M., SCHOOP, W., ZEITLER, E.: Thrombolyse bei chronischer Arteriopathie. Bern, Stuttgart, Wien: Huber 1970

MÖRL, H.: Atherosklerotische Gefäßerkrankungen und Mikrozirkulation. Leipzig: Barth 1971

MÖRL, H.: Der »stumme« Myokardinfarkt. Berlin, Heidelberg, New York: Springer 1975

PAOLETTI, R., GLUECK, C.: Lipid Pharmacology. New York, San Francisco, London: Academic Press 1976

RATSCHOW, M.: Die peripheren Durchblutungsstörungen. Dresden, Leipzig: Steinkopff 1939

SCHETTLER, G., BOYD, S.: Atherosclerosis. Amsterdam, London, New York: Elsevier 1969

SCHETTLER, G., WEIZEL, A.: Atherosclerosis, Vol. III. Berlin, Heidelberg, New York: Springer 1974

SCHETTLER, G., GOTO, Y., HATA, Y., KLOSE, G.: Atherosclerosis, Vol. IV. Berlin, Heidelberg, New York: Springer 1977

SCHETTLER, G., HORSCH, A., MÖRL, H., ORTH, H., WEIZEL, A.: Der Herzinfarkt. Stuttgart, New York: Schattauer 1977

SCHÜTZ, E.: Physiologie des Kreislaufs, Bd. 1. Berlin, Heidelberg, New York: Springer 1971

SCHÜTZ, R. M.: Beurteilung arterieller Funktionsreserven in Gliedmaßen. München, Berlin, Wien: Urban & Schwarzenberg 1975

SEIGE, K.: Diabetes mellitus. Leipzig: Thieme 1967

VOGT, B.: Gefäßverletzungen mit besonderer Berücksichtigung der peripheren Arterientraumatologie. Aktuelle Probleme in der Angiologie, Bd. 27. Bern, Stuttgart, Wien: Huber 1975

VOLLMAR, J.: Rekonstruktive Chirurgie der Arterien. Stuttgart: Thieme 1975

WAIBEL, P., WIDMER, L. K.: Epidemiologie kardiovaskulärer Krankheiten. Bern, Stuttgart, Wien: Huber 1970

WIDMER, L. K., WAIBEL, P., KAPPERT, A.: Koronare Herzkrankheit und chronischer Verschluß der Gliedmaßenarterien. Bern, Stuttgart, Wien: Huber 1968

ZUCKERMANN, R.: Herzauskultation. Leipzig: Thieme 1963

14 Sachverzeichnis

K. Sigg

Beinleiden

Entstehung und Behandlung

Mit einem Geleitwort von H. Wittenegger

2., neubearbeitete Auflage 1976. 121 Abbildungen in
284 Einzeldarstellungen, davon 74 Farbabbildungen.
VIII, 145 Seiten.
DM 36,–; US $ 19.80
ISBN 3-540-07919-X

Das Buch gibt einen kurzen Überblick über die Venenerkran-
kungen der Beine, wie Krampfadern, venöse Hausausschläge,
oberflächliche und tiefe Venenentzündungen und Beinge-
schwüre. Daneben weden auch die weniger häufigen arteriellen Beinerkrankungen erwähnt.
In der 2. Auflage wurde zusätzlich noch besonderer Wert
auf die Einzelheiten der Therapie gelegt, so daß der Allge-
meinarzt, das ärztliche Hilfspersonal wie auch der Patient
einen kurzen Überblick über die Technik der Behandlung
bekommen.

K. Sigg

Varizen
Ulcus cruris und Thrombose

Mit Beiträgen von C. C. Arnoldi, E. Imhoff, R. Kressig,
H. J. Leu, C. Montigel, T. Wuppermann

4., neubearbeitete und erweiterte Auflage 1976. 130 farbige,
411 schwarzweiß Abbildungen. XV, 403 Seiten.
Gebunden DM 178,–; US $ 97.90
ISBN 3-540-07373-6

Inhaltsübersicht: Der anatomische Aufbau des Venensystems
des Beines. – Physiologie und Pathophysiologie des venösen
Rückstromes aus der unteren Extremität. – Die Varikosis und
ihre Behandlung. – Die Thrombose. – Ulcera cruris. –
Lymphödeme. – Lipödeme. – Die Kompressionstherapie. –
Herstellernachweis von Präparaten und Hilfsmitteln.

Preisänderungen vorbehalten

Springer-Verlag Berlin Heidelberg New York